肿瘤合并病毒感染 问答丛书

肿瘤患者合并病毒感染的药事管理及临床用药

ZHONGLIU HUANZHE
HEBING BINGDU GANRAN DE
YAOSHIGUANLI JI LINCHUANGYONGYAO

四川省肿瘤医院　编著

四川科学技术出版社

图书在版编目（CIP）数据

肿瘤患者合并病毒感染的药事管理及临床用药 / 四川省肿瘤医院编著. -- 成都 : 四川科学技术出版社, 2023.7
（肿瘤合并病毒感染问答丛书）
ISBN 978-7-5727-1010-0

Ⅰ. ①肿… Ⅱ. ①四… Ⅲ. ①肿瘤－病人－病毒病－感染－用药法 Ⅳ. ①R730.53②R511.05

中国国家版本馆CIP数据核字(2023)第111214号

肿瘤合并病毒感染问答丛书
肿瘤患者合并病毒感染的药事管理及临床用药

四川省肿瘤医院 / 编著

出 品 人　程佳月
策划编辑　肖　伊
责任编辑　李　栎
责任校对　王天芳
制　　作　成都华桐美术设计有限公司
责任出版　欧晓春
出版发行　四川科学技术出版社
地　　址　四川省成都市锦江区三色路238号新华之星A座
　　　　　传真：028-86361756　邮政编码：610023
成品尺寸　130mm × 184mm
印　　张　4.5　　字　数　97.3千
印　　刷　四川机投印务有限公司
版　　次　2023年7月第 1 版
印　　次　2023年7月第 1 次印刷
定　　价　28.00元

ISBN 978-7-5727-1010-0

邮购：四川省成都市锦江区三色路238号新华之星A座25层
邮购电话：028-86361770　邮政编码：610023

"肿瘤合并病毒感染问答丛书"
编委会

《肿瘤患者合并病毒感染的药事管理及临床用药》编委会

主　编

肖洪涛　马　雪　漆婷婷

副主编

蒋　倩　程　凯　陈　娅

李梦霞　毛　棉

编　委

王　松　杜素雅　周俊翔　胡志强

施丽红　邱　悦　林　茂　刘芷兮

李君君　藕顺龙　余　婷

序言

从2019年底至今，我国整体对新型冠状病毒[①]感染的控制卓有成效，但因病毒仍在不断变异，故其相关危害仍然存在。在病毒感染人群中，由于肿瘤患者本身免疫功能低下，加之接受放化疗、手术等抗肿瘤治疗引起的免疫抑制，导致肿瘤患者更易感染病毒，并且肿瘤患者一旦感染病毒，可能会使肿瘤病情变得复杂化，故肿瘤专科医院面对病毒传播带来的挑战，仍需做好相关防控工作，不可松懈。

为此，自2023年1月初，由我院临床科室、护理部、医院感染管理科、药学部、营养科等近150名专家组成了“肿瘤合并病毒感染问答丛书”编写组和各分册编写小组。首先，本丛书编写组成员先后多次讨论制订了本丛书的编写框架，确定了各成员所要撰写的分册内容及编写格式要求；其次，各分册编写小组按照框架完成了各分册初稿；再其次，各分册编写小组多次讨论、修改完善并交叉审核；最后，由本丛书编写组反复核对、校稿，完成本丛书相关图片的绘制，最终于2023年2月定稿并交付出版社。

本丛书包括5个分册：《病毒感染时期肿瘤专科医院的应急管理》《肿瘤患者合并病毒感染的医疗救治》《肿瘤患者合并病毒感染的护理》《肿瘤患者合并病毒感染的药事管理及临床用药》《肿

① 下文如无特殊说明，“病毒”均指新型冠状病毒。

瘤患者合并病毒感染的全程管理》，系统阐述了从病毒感染防控期间肿瘤专科医院的应急管理到肿瘤患者合并病毒感染的医疗救治、护理、药事管理及临床用药、全程管理等内容。

本丛书具有以下特点：

1.科学性。本丛书主要依据国际、国内发布的病毒感染诊疗指南、共识、方案等，确保其科学性、严谨性。

2.实用性。本丛书主要针对医院在防控病毒感染中所遇到的问题，是很多医院普遍存在的共性问题。本丛书将这些问题的解决方案进行充分总结并结合相关资料进行了提炼，因而具有较强的实用性。

3.可读性。本丛书采用问答的形式，简洁明了地回答读者所关心的问题，并结合图片、表格、案例等，形象生动地进行阐述，具有较好的可读性。

本丛书可供肿瘤专科医院医务人员和管理人员阅读，也可供其他专科、综合医院医务人员和管理人员参考。希望本丛书的出版，能够为肿瘤合并病毒感染患者的管理提供参考和建议。由于编者水平有限，丛书中难免有疏漏之处，敬请各位读者批评指正。

最后，在本丛书付梓出版之际，特对参与本丛书编写和对本丛书编写提出宝贵建议的各位专家、同行表示衷心的感谢！

编　者

2023年5月

目录

药事管理篇

化疗患者药学监护篇

靶向治疗患者药学监护篇

免疫治疗患者药学监护篇

手术患者药学监护篇

抗病毒药物篇

病毒感染相关免疫治疗药物篇

抗凝药物篇

对症药物篇

中成药篇

中药篇

药事管理篇

问题1：病毒感染大流行期间，易出现供应紧缺的药品有哪些？

病毒感染大流行期间，易出现供应紧缺的药品主要包括：

（1）抗病毒药物，如奈玛特韦片/利托那韦片、莫诺拉韦、阿兹夫定。

（2）解热镇痛药，如布洛芬、对乙酰氨基酚。

（3）镇咳药，如福尔可定、右美沙芬、复方甲氧那明。

（4）复方感冒药，如复方氨酚烷胺、酚咖伪麻。

（5）止泻药，如蒙脱石散、洛哌丁胺、双歧杆菌。

（6）重症治疗相关药品，如静注COVID-19人免疫球蛋白、托珠单抗、巴瑞替尼。

（7）抗菌药物，如头孢类、氟喹诺酮类。

问题2：为保障短缺药品的合理使用，医疗机构可采取的管理措施有哪些？

可采取的管理措施主要包括：

（1）医院成立短缺药品管理小组。医疗机构分管院领导任组长，成员包括但不限于医务、医保、药学、临床医学、护理、信息管理等专业人员。由短缺药品管理小组牵头建立短缺药品管理制度，制定短缺药品处置流程。

（2）广泛收集药品信息。积极联系各药品供应渠道，组织召开药品配送企业沟通协调会，强调病毒治疗相关药品的应急保障。对于药品短缺原因、现有库存、实际使用情况、预计持续时间、可替代药品情况等信息的真实性，由药学人员及时组织确认。由短缺药品管理小组组织临床专家对本院发生短缺的药品进行分级评估。

（3）合理使用短缺药品。建立医疗救治专家组，通过信息系统设置处方权限，由专家组医师充分讨论、严格评估患者病情，具有相关适应证方可开具相关药品。加强处方审核及点评，建立审方标准，药师严格把关，对重点药品开展专项点评。

问题3：如果急需采购的药品为非“两票制”药品，如何处理？

根据《关于在公立医疗机构药品采购中推行“两票制”的实施意见（试行）》文件精神：“为应对自然灾害、重大疫情、重大突发事件和病人急（抢）救等特殊情况，紧急采购药品或国家医药储备药品，可特殊处理。”病毒感染事件如属于重大疫情，医疗机构可根据该文件精神，酌情特殊处理。

问题4：如果急需采购的药品，不属于药械集中采购及医药价格监管平台的挂网品种，如何处理？

各医疗机构需密切关注各省医保局的要求，如四川省医保局于2022年12月17日发布了《四川省医疗保障局关于做好预防与治疗新冠病毒肺炎药械应急挂网采购工作的通知》。按照通知要求，“允许临时线下采购急需药械”“对未在省药械招标采购平台挂网，但预防与治疗必需的其他药械，公立医疗机构可线下对接相关生产企业，按照议定的合理价格，采取‘先采购后备案’的方式开展临时采购，事后30个工作日内，在省药械招标采购平台录入相关采购信息”。

问题5：病毒感染相关的捐赠药品，如何管理？

捐赠药品系指由相关供应商、生产厂家和其他组织自愿无偿向医疗机构提供的用于病毒感染的预防、治疗与保健等相关药品。

对于捐赠药品的管理，应按照原国家卫生计生委、国家中医药管理局联合发布的《卫生计生单位接受公益事业捐赠管理办法（试行）》有关规定执行。在接受捐赠药品工作中，医疗机构应当遵守国家法律、法规。在使用捐赠药品时，药学部门应严格按照医疗机构规定的流程和要求执行，不得私自接受、使用捐赠药品，不得从事营利活动。医疗机构应设立专人、专库、专账管理捐赠药品，接受医疗机构指定管理部门的监督与审计。

问题6：如果急需采购的药品，在国外已合法上市但在国内未上市，如何处理？

根据2019年8月27日发布的《中华人民共和国药品管理法》，“医疗机构因临床急需进口少量药品的，经国务院药品监督管理部门或者国务院授权的省、自治区、直辖市人民政府批准，可以进口。进口的药品应当在指定医疗机构内用于特定医疗目的”。

问题7：肿瘤患者合并病毒感染时，医生能否一次性多开具药品，减少患者就医次数？

根据国家卫生健康委员会与国家医保局联合发布的《关于印发长期处方管理规范（试行）的通知》（国卫办医发〔2021〕17号）文件精神：治疗慢性病的一般常用药品可用于长期处方。医疗用毒性药品、放射性药品、易制毒药品、麻醉药品、第一类和第二类精神药品、抗微生物药物（治疗结核等慢性细菌真菌感染性疾病的药物除外），以及对储存条件有特殊要求的药品不得用于长期处方。根据患者诊疗需要，长期处方的处方量一般在4周内；根据慢性病特点，病情稳定的患者适当延长，最长不超过12周。

问题8：处方审核及点评工作中，病毒感染治疗相关药物的主要问题包括哪些？

主要问题包括：

（1）适应证不适宜。如奈玛特韦片/利托那韦片的适应证为用于治疗成人伴有进展为重症高风险因素的轻至中度新型冠状病毒感染患者，并非适用于所有病毒感染患者。

（2）遴选的药品不适宜。如对病毒感染合并剧烈咳嗽的患者，选用可待因进行镇咳治疗，需注意可待因用于剧烈的频繁干咳，因能抑制支气管腺体的分泌，使痰液黏稠而难以咳出，故不宜用于多痰、痰液黏稠的患者。

（3）用法用量不适宜。对乙酰氨基酚单次最大剂量0.5 g，给药间隔4~6小时，当日最大用量为2.0 g/d，应注意该药的用法、用量。

（4）联合用药不适宜。如奈玛特韦和利托那韦均为CYP3A的底物，任何影响CYP3A代谢酶活性的药物都会改变奈玛特韦和利托那韦的代谢，进而影响其有效性和安全性。

问题9：应如何针对肿瘤合并病毒感染患者常见的合理用药误区，开展药学科普工作？

（1）形式上，采取线上线下结合的方式，一方面，医院开设合理用药咨询窗口或开展合理用药讲座，宣传合理用药知识；另一方面，充分利用互联网技术，如利用微信公众号的服务投放与客户管理模式，构建药学科普精准推送平台，把传统单一的口述用药宣教转变为线上线下相结合的多形式用药宣教。

（2）内容上，针对抗病毒药物开展药学科普，告知大众药品的适应证，并非每个病毒感染患者均适合使用抗病毒药物，需严格把控适应证。同时，药物均可能发生不同程度的副作用及与其他药物或食物产生相互作用，用药时需谨慎。针对病毒相关症状治疗药物开展药学科普，告知大众用药注意事项，确保患者科学用药。

问题10：当肿瘤患者合并病毒感染时，药师应如何开展居家药学监护？

居家药学监护要点包括：

（1）关注药物相互作用。如病毒治疗药物与抗肿瘤药物的相互作用，如奈玛特韦片/利托那韦片是CYP3A的抑制剂，与该药联合使用时，经CYP3A广泛代谢并具有较高首过代谢的药品可能受影响最大而使自身暴露大幅增加。部分口服抗肿瘤药物经CYP3A代谢，用药时需注意药物相互作用，根据药品说明书调整剂量，避免相互作用影响疗效或引起不良反应。

（2）关注药物不良反应。首先，需注意药物不良反应的叠加，如抗肿瘤药物常具有一定的肝脏毒性，而解热镇痛药，如对乙酰氨基酚也有明显的肝脏毒性，两药联合使用时，增加发生不良反应的风险，药师应指导患者合理选用相关药品，避免具有相似不良反应的药品同时使用。同时，需注意药物不良反应与病毒感染症状的叠加，如中性粒细胞减少症是骨髓抑制性化疗药物引起的主要不良事件，粒细胞缺乏患者常伴有发热症状，与病毒感染引起的发热症状叠加，从而发生出现严重感染的风险。药师应指导患者如何预防相关不良反应，一旦发生不良反应及时处理。

（3）关注重复用药风险。尤其注意复方制剂的合理使用，如不同复方解热镇痛药中常含有相同成分，易发生因重复用药引起的肝、肾功能损伤等情况。药师应帮助患者梳理使用的药物，避免重复用药。

（4）关注特殊人群用药。特殊人群包括儿童、老人、妊娠妇女、哺乳妇女及其他处于不同生理状态的人群。这些人群具有特殊的生理特点，均会对药物在体内的药代动力学产生影响，需要仔细阅读药品说明书，严格把握用药剂量，密切关注不良反应。

化疗患者
药学监护篇

问题11：肿瘤患者合并病毒感染，能否化疗？

根据中国抗癌协会《新型冠状病毒肺炎疫情期间实体肿瘤患者防护和诊治管理相关问题中国专家共识（2022版）》（以下简称《中国专家共识（2022版）》）和美国国立综合癌症网络（National Comprehensive Cancer Network，NCCN）发布的*NCCN Clinical Practice Guidelines in Oncology: Prevention and Treatment of Cancer-Related Infections*（*Version* 3.2022）（以下简称《NCCN肿瘤相关感染指南（V3.2022）》，病毒感染后应暂停化疗等抗肿瘤治疗。化疗重启时间请参考《肿瘤患者合并病毒感染的全程管理》。

问题12：在病毒感染大流行期间，肿瘤患者化疗有哪些特殊考虑？

肿瘤化疗会直接损伤淋巴细胞引起免疫抑制，烷化剂、抗代谢类化疗药物、合并使用激素（≥20 mg 泼尼松当量）对免疫抑制影响更大。由于肿瘤患者的免疫抑制，在病毒流行期间，建议：①筛查病毒感染相关体征和症状；②优先选用毒性更小的化疗方案；③倾向选用对骨髓抑制更轻的化疗方案；④选用的化疗方案，应可能减少患者到医疗机构的频次；⑤对于终末期姑息治疗的患者，充分评估化疗的利弊，若化疗获益较小不能改善生存，应考虑暂停。

问题13：化疗是否影响病毒感染的重症率和死亡率？

目前，化疗是否增加病毒感染的重症率和死亡率尚无定论。

以新型冠状病毒（简称新冠病毒）为例，数项研究发现，近期化疗会增加病毒感染者的死亡风险。2021年发表的美国的一项大型队列研究（N3C）纳入2020年1月至2021年3月美国50家医疗机构37万余住院的成人癌症患者。结果显示，合并新冠病毒感染的患者接受近期化疗，会增加全因死亡率（HR=1.5，95%CI=1.1~2.1），而接受近期靶向治疗或免疫治疗的患者全因死亡率并未增加。2022年，一项系统评价纳入发表于2021年6月之前的来自28个国家的81项队列研究或病例对照研究的6万多名患者。结果显示，在癌症合并新冠病毒感染患者中，接受化疗者病死率最高，其次为接受免疫治疗、靶向治疗者，接受内分泌治疗者病死率最低。与其他治疗相比，化疗死亡率较高可能与化疗后的免疫抑制有关，但该研究存在缺陷，由于缺乏患者水平的数据，无法确定正在接受抗肿瘤治疗合并新冠病毒感染患者的死亡风险。另一项大型队列研究（CCC19）表明，近期化疗增加了新冠病毒感染的重症率（OR=1.28, 95%CI=1.04~1.58）和死亡率（OR=1.61, 95%CI=1.15~2.24）。另外数项研究并未发现近期化疗会增加新冠病毒感染患者的重症风险和死亡率。

现有研究主要为观察性研究，缺乏强有力证据阐述化疗对新冠病毒感染重症等影响的机制，且因化疗方案存在异质性、多数研究癌症患者信息不全，难以下定论。

问题14：当肿瘤患者合并病毒感染时，使用重组人粒细胞集落刺激因子是否会加重感染?

目前，重组人粒细胞集落刺激因子（G-CSF）与感染加重的因果关系无法下定论，尚需更多高质量前瞻性研究验证。

最近发表的一项回顾性队列研究引发关注，该研究纳入379例在2020年3月至11月间就诊于美国凯特琳癌症中心的门诊和住院患者，这些患者在30天内接受过全身抗肿瘤治疗，在感染病毒期间使用G-CSF［包含长效制剂聚乙二醇化重组人粒细胞集落刺激因子（PEG-G-CSF）］升白细胞。结果发现，与未使用G-CSF相比，使用G-CSF增加门诊患者住院风险（HR=3.54，95%CI=1.25~10.00）及增加住院患者呼吸衰竭与死亡风险（HR=3.56，95%CI=1.19~10.20），且G-CSF升白细胞后中性粒细胞计数越高，病情加重风险越大。但该研究存在不足，使用G-CSF人数偏少，仅50例，因含多种肿瘤而难以排除瘤种关系，且回顾性研究存在较多混杂因素，故结论尚需进一步验证。该研究有一定警示意义，提示癌症患者在病毒感染期间需慎重使用G-CSF升白细胞。

目前，NCCN、欧洲肿瘤学会（European Society for Medical Oncology，ESMO）和中国抗癌协会等多个学会组织，仍将G-CSF推荐用于未合并病毒感染癌症患者中性粒细胞缺乏伴发热（febrile neutropenia，FN）的一级预防和二级预防。在病毒感染流行时期，为了进一步降低FN的风险，扩大一级预防人群，由FN高危人群（≥20%）扩大至FN中高危人群（≥10%），同时推荐优选PEG-G-CSF。

问题15：在病毒感染期间，乳腺癌患者化疗有哪些注意事项？

ESMO指南推荐，对于正处于化疗中的乳腺癌患者，应先进行多学科讨论，确定风险、获益。如在辅助/新辅助全身性化疗的风险、获益不确定的情况下，应与患者讨论将化疗推后。如需要进行化疗，应遵循辅助/新辅助全身性化疗的方案和剂量。

注意事项如下。

（1）当建议进行化疗时，最好选择口服治疗，以减少住院次数。

（2）在适当的情况下使用剂量密集（2周方案）方案以减少患者住院次数，或者使用具有低免疫抑制风险的每周方案（尽管会提高入院次数）。

（3）化疗方案可以优化以减少患者入院次数（比如选用3周期方案）。

（4）如果考虑对早期*ER*阳性/*HER2*阴性的乳腺癌患者进行化疗，则可以在新辅助治疗中进行。

（5）对于晚期转移性*HER2*阳性乳腺癌患者，优先考虑曲妥珠单抗和帕妥珠单抗联合化疗。

（6）为了化疗毒性可预测和可管理，应尽可能优先考虑口服化疗药物。

问题16：在病毒感染期间，肺癌患者化疗有哪些注意事项?

ESMO指南提到，在与患者进行讨论后，对Ⅱ~Ⅲ期驱动基因阴性的非小细胞肺癌无明显并发症的年轻患者推荐进行辅助性化疗。其他临床研究显示，肺癌合并病毒感染患者使用单纯化疗进行抗肿瘤治疗，患者死亡风险增加。TERAVOLT分析中共分析了200名患者，发现单纯化疗与死亡风险的增加密切相关。ESMO对1 012名患者调查发现，接受单纯化疗或不接受治疗的患者比接受免疫治疗、化学免疫治疗或靶向治疗的患者预后更差。但另一项对102名接受治疗的肺癌患者进行的单中心分析却提示，化疗或化学免疫治疗等全身性治疗对病毒性肺炎结果没有影响。

建议：考虑到临床研究中纳入肺癌患者不同的分期分型，所使用药物不同，以及患者本身的特点，肺癌合并病毒感染患者应该谨慎进行单纯化疗。

问题17：在病毒感染期间，直肠癌患者化疗有哪些注意事项？

直肠癌患者应该优先考虑短程术前放疗（short-course preoperative RT，SCPRT）5 Gy × 5次放疗，而不是标准长疗程放化疗（standard long-course chemoradiotherapy，SLC-CRT），以最大限度地减少去医院照射的次数。最近的临床数据可能支持在缺乏手术机会的情况下，先进行短程放疗，然后再进行全身性化疗。

注意事项如下。

（1）考虑推迟抗肿瘤治疗，至少4周时间。

（2）分期为T_3~T_{4a}的患者，可以考虑新辅助化疗。治疗持续时间应根据临床分期和手术切除的预期能力而定。治疗的总时间可以根据病理阶段进行调整。

（3）CAPOX方案优于FOLFOX，因为其持续时间更短。

问题18：在病毒感染期间，神经内分泌肿瘤患者化疗有哪些注意事项？

神经内分泌肿瘤合并病毒感染患者至少中断抗肿瘤治疗

14天，或直到所有症状消失，核酸结果为阴性，才开始重启治疗。原则上分化好、生长缓慢的神经内分泌肿瘤可暂时延缓化疗，症状重或发展快的神经内分泌肿瘤，可在患者充分知情的情况下，谨慎给予化疗。

注意事项如下。

（1）可以考虑用FOLFOX代替依托泊苷加铂类进行化疗，特别是对于老年人或有骨髓抑制倾向的患者。在侵袭性神经内分泌肿瘤中，可能会考虑以铂类为基础的辅助化疗，但在疫情期间，需要进行个体化评估，并且需要与患者深入讨论利弊。

（2）在病毒感染情况下，应该避免推荐对肿瘤生长在肺上的患者进行化疗。没有来自随机临床试验的数据支持在胸部（类癌）神经细胞中使用化疗。

（3）在晚期快速进展的胰腺神经内分泌肿瘤，Ki–67指数接近G3标准的G2和G3的神经内分泌肿瘤中，单独使用替莫唑胺或与卡培他滨联合使用比静脉联合化疗更有利。

问题19：化疗患者何时可以接种病毒疫苗？

《中国专家共识（2022版）》中明确了不同类型抗肿瘤治疗（包括化疗）的实体恶性肿瘤患者疫苗接种的时机。详细内容请参考《病毒感染时期肿瘤专科医院的应急管理》。

靶向治疗患者药学监护篇

问题20：靶向治疗药物与抗病毒药物能同时使用吗？

目前尚无明确证据支持在抗肿瘤靶向治疗的同时行抗病毒治疗。若特殊情况确需联合治疗，建议由肿瘤内科医生、感染科医生、临床药师评估患者获益风险。

肿瘤患者合并病毒感染越发常见，若继续抗肿瘤靶向治疗可能会导致肿瘤和感染相关发病率和死亡率增加，尤其是晚期肿瘤患者。尽管有基础研究发现某些抗肿瘤靶向药物具有抗病毒的作用，如厄洛替尼、阿法替尼、舒尼替尼、贝伐珠单抗、西罗莫司，但其临床适用性尚待临床试验验证。中国一项贝伐珠单抗治疗重型病毒感染的单臂研究显示，重症病毒感染患者可从贝伐珠单抗治疗中显著获益，但在病毒感染大流行时期，是否优先将这类靶向药物用于肿瘤患者的治疗，还有待进一步研究明确。

此外，目前虽无证据支持靶向治疗比化疗、手术更少引起患者免疫功能低下，但不同类型靶向药物的抗肿瘤免疫效应不尽相同，且大多数抗肿瘤靶向药物经CYP3A、P-gp代谢，可能与当前推荐的抗病毒药物发生相互作用或毒性叠加，因此，不建议同时行抗肿瘤靶向治疗和抗病毒治疗。

问题21：肿瘤合并病毒感染患者，在延迟治疗后何时重新启动靶向治疗？

目前尚无确切研究数据证实肿瘤合并病毒感染患者重启靶向治疗的最佳时机。是否重启靶向治疗，需综合考虑肿瘤类型、患者状态、肿瘤复发和进展风险。

根据《中国专家共识（2022版）》和《NCCN 肿瘤相关感染指南（V3.2022）》，建议在病毒感染相关症状完全消失后考虑重启靶向治疗，治疗前需进行核酸检测，即连续2次病毒核酸检测*N*基因和*ORF*基因Ct值均≥35（荧光定量PCR方法，界限值为40，采样时间至少间隔24小时），或连续2次病毒核酸检测阴性（荧光定量PCR方法，界限值低于35，采样时间至少间隔24小时）。对于无症状感染患者，需暂停治疗至首次阳性检测结果日期后至少10天；轻至中型病毒感染患者，需暂停治疗至首次阳性检测结果日期后至少10天，并且在不使用退烧药的情况下退热至少24小时；重型至危重型病毒感染患者，需暂停治疗至首次阳性检测结果日期后至少20天，并且在不使用退烧药的情况下退热至少24小时。对于因肿瘤无法控制而迫切需要进行抗肿瘤治疗的患者，无论何种程度的病毒感染，均应由肿瘤内科医生判断是否开始靶向治疗。由于肿瘤患者的低免疫状态和病毒转阴后存在一定比例复阳情况，建议在重启靶向抗肿瘤药物治疗后，严密动态监测病毒核酸检测结果。

问题22：在病毒感染后，重启肺癌靶向治疗有哪些用药注意事项？

肺癌常用的靶向药物包括表皮生长因子受体（epidermal growth factor receptor，EGFR）抑制剂、间变性淋巴瘤激酶（anaplastic lymphoma kinase，ALK）抑制剂、ROS1抑制剂、间质-上皮细胞转化因子（mesenchymal-epithelial transition，MET）抑制剂、转染重排（rearranged during transfection，RET）抑制剂、神经营养酪氨酸受体激酶（neurotrophic tyrosine receptor kinase，NTRK）抑制剂、BRAF抑制剂、抗血管生成药物等，应根据相关指南及患者病毒感染严重程度暂停使用靶向药物，待痊愈后重启靶向治疗。

EGFR抑制剂、ALK抑制剂、ROS1抑制剂、MET抑制剂可致间质性肺炎，临床症状主要以干咳为主，伴或不伴有渐进性加重的呼吸困难和发热，虽然发生率较低，但一旦发生可严重威胁患者生命，重启靶向治疗前需注意评估患者肺部炎症情况，如在治疗期间出现间质性肺炎应及时处理；ALK抑制剂、ROS1抑制剂较其他驱动基因的靶向药物更易发生心脏传导阻滞；奥希替尼发生QT综合征的比例明显高于其他EGFR抑制剂；达拉非尼/曲美替尼治疗后较其他药物更容易出现心力衰竭，在使用期间应注意监测心脏毒性事件；水肿是MET抑制剂、ALK抑制剂常见的不良反应，在处理前需排除心源性、血管栓塞、低蛋白血症、甲状腺功能减退等因素引起的水肿；抗血管生成药物安罗替尼和贝伐珠单抗、RET抑制剂普拉替尼和塞尔帕替尼常见不良反应为高血压，在使用期间需注意监测血压，普拉替尼因还可引起中性粒细胞减少和贫血，在用药期间还需注意监测全血细胞计数；针对*BRAF*^{V600}突变的达拉非尼/曲美替尼，常见不良反应为发热，大部分为1~2级发热，仅少部分为2级以上发热，需鉴别是病毒再次感染还是其他原因所致发热并及时予以处理；疲乏、头晕是NTRK抑制剂拉罗替尼、恩曲替尼常见不良反应，在用药期间应避免驾驶或操纵机械。

问题23：在病毒感染后，重启淋巴瘤靶向治疗有哪些用药注意事项？

淋巴瘤常用靶向药物包括抗CD20单抗、布鲁顿酪氨酸激酶（Bruton’s tyrosine kinase，BTK）抑制剂、哺乳动物西罗莫司靶蛋白（mammalian target of rapamycin，mTOR）抑制剂、组蛋白去乙酰化酶（histone deacetylase，HDAC）抑制剂等，应根据指南及患者病毒感染严重程度暂停使用靶向药物，待痊愈后重启。

抗CD20单抗药物利妥昔单抗、奥妥珠单抗因持久耗竭B细胞、继发性低丙球蛋白血症，导致患者体液免疫反应减弱和感染相关并发症风险增加，重启靶向治疗期间应做好病毒再感染的防护。利妥昔单抗、奥妥珠单抗还可导致严重输液反应，在给药前应规范预处理，输注时注意控制滴速，用药后监测是否发生细胞因子释放综合征。骨髓抑制是BTK抑制剂常见的不良反应之一，在治疗期间需密切监测全血细胞计数。此外，BTK抑制剂还常引起腹泻、心房颤动、高血压、头痛等非血液学毒性，BTK抑制剂相关腹泻通常可迅速消退，无须进一步干预，如需干预可予以洛哌丁胺止泻。HDAC抑制剂西达本胺常见不良反应包括疲乏和消化道症状如味觉障碍、腹泻、恶心、呕吐、口干等，重启治疗后出现上述症状需排除病毒感染相关症状及内分泌功能紊乱，肝、肾功能紊乱，电解质紊乱、贫血等因素。mTOR抑制剂依维莫司具有免疫抑制作用，常可引起口腔炎、感染、代谢异常和非感染性肺炎，重启靶向治疗需密切监测，特别是非感染性肺炎，其临床表现可以无症状或以发热、咳嗽、呼吸困难为主的非特异性症状，发热以下午多见，时间固定，需与肿瘤性发热及上呼吸道感染、其他病毒感染引起的发热鉴别，在用药前做好肺部病史采集与评估。

问题24：在病毒感染后，重启肝癌靶向治疗有哪些用药注意事项？

肝癌靶向药物主要以多靶点激酶抑制剂为主，包括索拉非尼、仑伐替尼、多纳非尼、瑞戈非尼、阿帕替尼、卡博替尼等，应根据相关指南及患者病毒感染严重程度暂停使用靶向药物，待痊愈后重启。由于肝癌患者在自然病程中或治疗过程中可能会伴随肝功能异常，故在重启靶向治疗前建议复查肝功能，合理使用保肝药物。多靶点激酶抑制剂常见不良反应以腹泻、手足综合征、肝功能异常、高血压、皮疹、口腔溃疡、疲乏为主。在用药前血压需得到良好控制，在用药期间需注意加强对血压，蛋白尿，肝、肾功能，心功能，出血，胃肠穿孔，瘘等的监测，根据不良反应程度调整多靶点激酶抑制剂的剂量。

问题25：在病毒感染后，重启乳腺癌靶向治疗有哪些用药注意事项？

乳腺癌常用的靶向治疗药物主要包括抗HER2靶向药物、CDK4/6抑制剂等，应根据相关指南及患者感染严重程度考虑是否暂停使用靶向药物，待痊愈后重启。

对于使用曲妥珠单抗、帕妥珠单抗等大分子抗HER2靶向药物的患者，在重启靶向治疗期间注意抗体药物的输液反应、过敏反应，给予规范的预处理，并监测心脏功能。对于使用小分子酪氨酸激酶抑制剂如奈拉替尼、吡咯替尼、拉帕替尼或使用抗体偶联（antibody-drug conjugate，ADC）药物如恩美曲妥珠单抗、德曲妥珠单抗、戈沙妥珠单抗的患者，因同时涉及免疫系统的肿瘤抗原识别，也会引起心脏毒性、骨髓抑制等不良反应，应在重启抗HER2靶向药物治疗前评估并在治疗期间密切监测全血细胞计数和心功能，重点监测左心射血分数（LVEF）。既往发生严重骨髓抑制的患者、病毒感染期间发生心肌炎的患者，建议专科个体化评估患者情况，确定重启抗HER2靶向药物治疗的时机。对于使用CDK4/6抑制剂如哌柏西利、阿贝西利、达尔西利的患者，由于CDK4/6抑制剂的骨髓抑制不良反应发生率高，故在重启治疗后应密切监测全血细胞计数。腹泻同样是CDK4/6抑制剂常见不良反应，当患者在此类靶向药物治疗期间发生腹泻时应及时干预。

问题26：在病毒感染后，重启肠癌靶向治疗有哪些用药注意事项？

肠癌常用的靶向治疗药物主要包括抗VEGFR、抗EGFR、抗HER2靶向药物及BRAF抑制剂、MEK抑制剂等，应根据相关指南及患者病毒感染严重程度暂停使用靶向药物，当感染严重者重启治疗时应多学科评估治疗方案。考虑在一线治疗基础上加用贝伐珠单抗或西妥昔单抗，必须权衡其生存获益与发生治疗相关严重毒性反应的可能性。

抗VEGFR靶向药物如贝伐珠单抗、呋喹替尼心血管不良反应发生率高，服用贝伐珠单抗有一定出血风险。在重启肠癌靶向治疗前，谨慎选择具有合适的体能状态、控制良好的血压和不合并严重心血管或出血事件的患者使用此类药物，并在使用期间对不良反应进行密切监测和快速处理。

对于BRAF抑制剂和MEK抑制剂的联合方案，如达拉非尼联合曲美替尼等，有潜在心血管不良反应发生风险，若患者在病毒感染期间发生心肌炎，用药注意事项详见问题28。

问题27：解热镇痛药与哪些抗肿瘤靶向药物需要警惕相互作用？

常用的解热镇痛药包括对乙酰氨基酚和多种非甾体抗炎药（布洛芬、阿司匹林、洛索洛芬、塞来昔布、双氯芬酸钠、吲哚美辛等）。在使用靶向药物期间，若需要服用此类药物，应该警惕潜在的相互作用。根据UpToDate网站Lexicomp® Drug Interactions板块药物相互作用评级，以下药物间相互作用应该注意：

对乙酰氨基酚会增加达沙替尼或索拉非尼的肝脏不良反应，如不能避免联合使用，应调整剂量，对肝功能不全人群密切监测生化指标。

布洛芬会降低伊马替尼血药浓度，如不能避免联合使用，应该调整给药时间或药物剂量。

阿司匹林、洛索洛芬、塞来昔布、双氯芬酸钠、吲哚美辛暂无与抗肿瘤靶向药物相互作用的提示，如果联合使用，应监测胃肠道反应、凝血功能障碍等常规不良反应。

问题28：病毒感染后发生心肌炎的肿瘤患者，重启靶向治疗时有哪些用药注意事项？

本身存在心血管基础疾病，或病毒感染后继发心肌炎的患者，在重启靶向治疗时，应该谨慎使用具有潜在心血管毒性的靶向药物。应根据患者具体情况，考虑评估和监测LVEF或其他生物标志物，对于异常者建议通过专科评估或多学科讨论确定个体化用药方案和剂量，对于有基础心血管疾病的患者以及在治疗期间出现心血管体征或症状的患者可能需要增加随访频率。

靶向药物的常见心血管不良反应包括：高血压、血栓栓塞性疾病、左心室功能不全、心肌缺血、QTc间期延长、血栓性微血管病，并受已有可降低血管储备的并发症影响。如MEK抑制剂单药治疗（曲美替尼）和MEK抑制剂+BRAF抑制剂联合治疗（考比替尼+维莫非尼）均可能引起心肌病伴心脏射血分数降低。

所有血管生成抑制剂都会引起高血压和左心室功能减退，这些药物包括：贝伐珠单抗、阿柏西普、索拉非尼、舒尼替尼、培唑帕尼、凡德他尼、阿昔替尼、瑞戈非尼和卡博替尼等。VEGF受体抑制剂可加速动脉粥样硬化，可能机制是线粒体超氧化物生成呈剂量依赖性增加，导致一氧化氮利用减少和细胞增殖能力下降，从而破坏了内皮细胞稳态。依赖于VEGF的事件中断可能导致下游内皮细胞凋亡、斑块侵蚀和急性动脉血栓形成事件。

抗HER2靶向药物曲妥珠单抗易发生无症状性LVEF下降，较少表现为临床心力衰竭，而帕妥珠单抗、ADC药物恩美曲妥珠单抗和小分子抗HER2靶向药物拉帕替尼、吡咯替尼等心脏毒性相对较弱。曲妥珠单抗相关心脏异常多是可逆的，部分患者可安全地继续治疗，或在心脏异常消失后重新用药。

问题29：对病毒感染后发生肺炎的肿瘤患者重启靶向治疗，有哪些用药注意事项？

对病毒感染后发生肺炎的患者重启靶向治疗，应该注意一些可能引起肺毒性的靶向药物的使用，建议通过专科评估或多学科讨论确定个体化用药方案和剂量。

间质性肺炎是抗肿瘤靶向治疗中少见但极为严重的并发症，表现为新发作的或加重的呼吸困难、低氧血症、限制性通气障碍及弥散功能减退，已有肺部疾病者该风险较高。可能导致间质性肺炎的靶向药物包括：EGFR酪氨酸激酶小分子抑制剂，如吉非替尼、厄洛替尼、阿法替尼、奥希替尼、达可替尼；ALK抑制剂，如克唑替尼、塞瑞替尼、阿来替尼、布格替尼和洛拉替尼。另外，BRAF抑制剂、VEGF抑制剂、PDGFR-α抑制剂、FLT3抑制剂、MET抑制剂、RET抑制剂、TRK/ROS1抑制剂、CDK4/6抑制剂、PARP抑制剂等也有一定的间质性肺炎发生率，使用时应注意密切监测肺部症状。

BCR-ABL酪氨酸激酶抑制剂，如伊马替尼、达沙替尼、尼洛替尼等，可引起胸腔积液。其中，达沙替尼的肺部不良反应发生率最高，在治疗过程中胸膜、肺血管和肺实质病变可单独发生或同时发生，胸腔积液发生率为10%~35%。在发生此类药物相关肺部不良反应后，二次给药应根据患者肺功能评估结果确定。

免疫治疗患者药学监护篇

问题30：免疫检查点抑制剂对肿瘤合并病毒感染患者机体免疫有什么影响？

免疫检查点抑制剂（Immune checkpoint inhibitors，ICIs）对肿瘤合并病毒感染患者机体的免疫影响可能随感染进程变化，不同时期的影响可能不同，但关于接受ICIs治疗同时有病毒感染的癌症患者的临床可用数据非常有限，还有待进一步研究。

研究表明，当患者从病毒感染的无症状期进展到有症状期时，可观察到T淋巴细胞上程序性死亡受体-1（programmed cell death protein-1，PD-1）和T淋巴细胞免疫球蛋白黏蛋白-3（T cell immunoglobulin domain and mucin domain-3，TIM-3）表达增强，这与癌症的免疫反应具有相似性，因此，一方面，人们可能会假设ICIs的使用对肿瘤合并病毒感染的患者不会有害，甚至可能会带来益处。但另一方面，当病毒感染进展到更晚期，T淋巴细胞上PD-1表达持续升高，进而导致T淋巴细胞耗竭且不可逆，那么ICIs将不起作用。同时，ICIs治疗可能导致免疫过度激活和自身免疫过程恶化，进而发生免疫相关不良事件（immune-related adverse event，irAE）。若发生irAE，通常需要使用大剂量激素行免疫抑制治疗，这将导致病毒二次感染或其他潜伏病毒感染增加，特别是在病毒感染晚期阶段。

问题31：免疫检查点抑制剂对肿瘤合并病毒感染患者的预后有什么影响？

对于肿瘤合并病毒感染患者，ICIs可能会增加irAE发生率，对住院率影响不明，与重症率和死亡率可能无关。

部分研究认为，ICIs可能使肿瘤合并病毒感染患者预后不良。2021年，一项纳入13项研究，涉及4 614名肿瘤合并病毒感染患者预后的系统评价结果显示：与既往未接受过ICIs治疗的肿瘤患者相比，既往接受过ICIs治疗的肿瘤患者住院率更高（OR=2.0，95% CI=1.19~3.38，P=0.01），推测既往接受ICIs与病毒有潜在的肺毒性协同作用和免疫过度激活协同作用相关。ICIs治疗还可能导致肿瘤合并病毒感染患者的irAE增加。一项单中心回顾性研究分析了579名接受ICIs治疗的成年恶性实体瘤患者irAE情况，发现：病毒感染组中所有级别irAE的发生率均升高，尤其是≥3级irAE的发生率显著升高。该研究证实了ICIs可能会给肿瘤合并病毒感染患者带来严重irAE的风险（OR=1.08，95%CI=1.02~1.14，P=0.01）。

相反，另有研究并未发现ICIs治疗增加肿瘤合并病毒感染患者的预后不良风险。2022年，一项纳入11项研究，涉及2 826名肿瘤合并病毒感患者预后的系统评价表明，中、高质量证据表明ICIs与较高的死亡率无关，低质量证据表明ICIs与感染严重程度和住院风险无关；另一项纳入16项研究的系统评价再次论证近期的免疫疗法或化学免疫疗法与肿瘤合并病毒感染患者的死亡风险增加无关。此外，TERAVOLT临床研究的初步分析也表明，基于ICIs的治疗不会增加胸部肿瘤合并病毒感染患者的总体死亡率和总体住院率。ICIs治疗或许不该成为肿瘤合并病毒感染患者的用药禁忌。

但现有研究主要为观察性研究，且主要分析了ICIs“有”或“无”对肿瘤合并病毒感染患者预后的影响，而忽略了ICIs使用的疗程、与上次用药的间隔时间、剂量以及第一剂的效果等因素，因此难下定论。

问题32：肿瘤患者使用免疫检查点抑制剂是否会增加病毒易感性？

目前，尚不确定使用ICIs是否增加病毒易感性。

2021年，一项大型回顾性研究分析了2019年7月1日至2020年2月29日，接受ICIs治疗肿瘤患者的病毒感染率及病毒感染全因死亡率。该研究共纳入1 545名接受ICIs治疗的肿瘤患者和20 418名匹配对照患者，结果显示：两组在病毒感染率、住院治疗率、急诊就诊率、30天死亡率和总体死亡率方面均相似（$P>0.05$）。该研究证实ICIs不会增加病毒易感性，且在感染之前使用ICIs不会影响病毒感染的严重程度或生存结果，支持在病毒大流行期间继续在肿瘤患者中使用 ICIs。

同时，也有研究认为ICIs治疗是病毒感染的独立相关因素，且与感染严重程度呈正相关。纪念斯隆凯特琳癌症中心的一项回顾性研究发现接受ICIs治疗是肿瘤合并病毒感染患者住院和发生严重疾病的预测因素，且与年龄、肿瘤类型和其他并发症无关。

问题33：延迟治疗肿瘤合并病毒感染患者何时重启免疫检查点抑制剂治疗？

基于病毒感染发病机制与免疫检查点阻断之间的潜在干扰，相关指南等通常建议对于合并病毒感染的肿瘤患者谨慎推迟积极的抗肿瘤治疗，尤其是不需要紧急干预的稳定期患者。

NCCN指南推荐，病毒检测阳性的肿瘤患者，建议推迟抗肿瘤治疗。对于重型至危重型病毒感染住院患者或病毒检测阳性的无症状患者，建议在可行情况下延迟治疗至少20天，直到症状改善，在不用退烧药情况下退热至少24小时。对于轻型至中型病毒感染或病毒检测阳性的无症状患者，无论是否有高危因素，可考虑延迟治疗至少10天，直到症状改善，在不用退烧药情况下退热至少24小时；如果患者仍无症状，延迟治疗至第一次病毒检测阳性日期后10天。《中国专家共识（2022版）》推荐，合并病毒感染的肿瘤患者在相关症状完全缓解，间隔24小时连续2次病毒核酸检测阴性，可考虑重启抗肿瘤治疗；建议对患者进行个体化讨论，充分评估抗肿瘤治疗指征、治疗目标以及患者对治疗的耐受性等因素。

问题34：在病毒感染大流行期间，应如何给肿瘤患者使用免疫检查点抑制剂？

延长给药间隔在病毒感染大流行期间可能会改善药物的可及性，减轻患者和卫生系统的压力，并且改善患者的生活质量。在病毒感染大流行期间，可以考虑采用高剂量低频率给药作为标准治疗方案的替代治疗方案，具体见表1。

表1 ICIs标准治疗方案与替代治疗方案

	帕博利珠单抗	纳武利尤单抗	度伐利尤单抗
标准治疗方案	200 mg，Q3W[a]	240 mg，Q2W	10 mg/kg Q2W
替代治疗方案	400 mg，Q6W	480 mg，Q4W	1 500 mg Q4W
推荐意见	FDA[b]批准	FDA批准	FDA批准

注:a.每3周一次，后同；b.美国食品药品监督管理局（Food and Drug

Administration）。

2019 ESMO会议发表了替雷利珠单抗在晚期肿瘤患者疗效与安全性的暴露—反应分析的摘要，回顾性分析了BGB-A317-Study-001、BGB-A317-203和BGB-A317-102三个研究，纳入745例晚期实体瘤和70例经典霍奇金淋巴瘤患者，接受替雷利珠单抗0.5~10 mg/kg，对总缓解率和安全性进行暴露—反应分析。结果显示与“200 mg Q3W”相比，“400 mg Q6W”的替代治疗方案在总缓解率和安全性上差异无统计学意义。

目前，尚无关于国产ICIs包括恩沃利单抗、舒格利单抗、特瑞普利单抗、信迪利单抗、卡瑞利珠单抗、派安普利单抗、赛帕利单抗、斯鲁利单抗在各类肿瘤中治疗中提高给药剂量、降低给药频率的影响的文献报道。

问题35：在病毒感染大流行期间，使用免疫检查点抑制剂后出现肺炎，应如何鉴别肺炎是否为药物引起？

肺炎是ICIs治疗的少见不良反应，总体发生率为5%，其中接受抗PD-1/PD-L1单抗治疗的患者发生率为3%，联用抗CTLA-4单抗的患者的发生率为10%。ICIs所致肺炎的发生时间不一，为9日到19个月不等，中位时间为2.8个月，联合用药患者比单药治疗患者更早发生肺炎（分别为2.7个月和 4.6个月）。最常见的肺炎症状是呼吸困难（53%），其次为咳嗽（35%）、发热（12%）和胸痛（7%）。ICIs所致肺炎的放射学特征被分为五种亚型：隐源性机化性肺炎（19%）、磨玻璃样影（37%）、间质性改变（7%）、过敏（22%）及未另行说明的肺炎（15%）。对于新冠病毒肺炎，主要表现为分布于后部胸膜下区的外周、双侧多灶性磨玻璃影

（GGOs），伴有或不伴有肺泡实变或小叶间隔增厚，反向晕征或其他组织性肺炎表现（见于病程后期）。

ICIs所致肺炎与新冠病毒肺炎具有相似的临床特征，如呼吸困难、咳嗽、呼吸频率增加和血氧饱和度降低。在病毒大流行期间，新冠病毒肺炎的确诊主要还是基于病毒核酸检测。及早进行病毒核酸检测，可以更好地进行鉴别诊断、积极进行治疗。

手术患者
药学监护篇

问题36：病毒感染后康复的肿瘤患者行择期手术前，预防性使用围手术期抗菌药物有哪些注意事项？

对于病毒感染后康复的肿瘤患者，经评估确认手术可行性，行择期手术时，按照《抗菌药物临床应用指导原则（2015年版）》相关规定预防性使用抗菌药物即可。但应注意的是，肿瘤患者因疾病和放化疗等，通常免疫功能低下，而在病毒感染康复后仍有较长时间处于免疫功能恢复阶段，应密切监护是否发生术后感染并发症，结合临床表现、实验室和影像学检查等结果动态评估患者情况，当合并细菌/真菌感染时及时启动抗感染治疗。另外，若病毒感染后康复的肿瘤患者既往使用过奈玛特韦片/利托那韦片治疗，急诊手术预防性使用抗菌药物的时间距离奈玛特韦片/利托那韦片停药3天内，应警惕抗菌药物与奈玛特韦片/利托那韦片的潜在相互作用。围手术期预防性使用的头孢唑林、头孢呋辛、氨曲南和万古霉素均主要以原型在体内清除，可常规用药，在万古霉素用药期间注意监测肾功能；克林霉素在体内主要经CYP3A4代谢，如病毒感染后康复的肿瘤患者曾进行抗病毒治疗，克林霉素预防性使用时间在奈玛特韦片/利托那韦片停药3天内，两者存在潜在相互作用，可能引起克林霉素血药浓度升高。建议在常规使用克林霉素同时，监测疗效与不良反应，警惕克林霉素引起的艰难梭菌感染等风险。

问题37：当肿瘤患者合并病毒感染时，在围手术期使用呼吸道管理药物有什么注意事项？

肿瘤患者围手术期常用的呼吸道管理药物包括：支气管

扩张剂、糖皮质激素类药物和止咳祛痰药等。启动抗病毒治疗时，应警惕呼吸道管理药物与抗病毒药物之间的相互作用和不良反应。肿瘤患者合并病毒感染时围手术期常用呼吸道管理药物的用药建议参考表2。

表2　肿瘤患者合并病毒感染时围手术期常用呼吸道管理药物的用药建议

<table>
<tr><th>分类</th><th>药物</th><th>主要代谢途径/代谢酶</th><th>用药建议</th></tr>
<tr><td rowspan="6">支气管扩张剂（仅指雾化吸入剂等局部给药制剂）</td><td>特布他林</td><td>—</td><td rowspan="3">常规用药</td></tr>
<tr><td>异丙托溴铵</td><td>—</td></tr>
<tr><td>沙丁胺醇</td><td>肝脏代谢</td></tr>
<tr><td>沙美特罗</td><td>CYP3A4</td><td>利托那韦可通过抑制CYP3A4使沙美特罗血药浓度升高，但本部分内容仅涉及雾化吸入剂等局部给药制剂，尚无利托那韦对沙美特罗局部给药的药动学影响相关研究数据。建议在奈玛特韦片/利托那韦片用药期间和停药3天内，谨慎使用沙美特罗局部给药制剂，密切监测疗效和不良反应，或选用其他支气管扩张剂</td></tr>
<tr><td>茶碱</td><td>CYP1A2</td><td rowspan="2">利托那韦可诱导CYP1A2，联合使用时可能需要增加茶碱/氨茶碱的剂量，同时建议密切监测相关药物不良反应。建议在奈玛特韦片/利托那韦片用药期间和停药3天内，患者因病情确需使用茶碱类药物时，优先选择药动学相互作用相对较小的二羟丙茶碱或多索茶碱，以减少不良事件发生</td></tr>
<tr><td>氨茶碱</td><td>CYP1A2</td></tr>
</table>

续表

分类	药物	主要代谢途径/代谢酶	用药建议
支气管扩张剂（仅指雾化吸入剂等局部给药制剂）	二羟丙茶碱	主要以原型随尿排出	常规用药，监测不良反应
	多索茶碱	—	
糖皮质激素药物（仅指雾化吸入剂等局部给药制剂）	布地奈德	CYP3A4	已有报道，在接受利托那韦和吸入或鼻喷丙酸氟替卡松的患者中出现过全身皮质类固醇反应，包括库欣综合征和肾上腺抑制（说明书提及的研究中皮质醇血浆水平降低86%）；在依赖CYP3A代谢的其他皮质类固醇（如布地奈德和曲安奈德）中也观察到类似反应。因此，当肿瘤患者合并病毒感染时在围手术期使用奈玛特韦片/利托那韦片期间和停药3日内，不建议与以上糖皮质激素联合使用，除非治疗的可能益处超过了皮质类固醇全身反应的风险。联合使用时应当考虑降低糖皮质激素剂量并密切监测全身或局部反应，或者换用不是CYP3A4底物的其他糖皮质激素（如倍氯米松）。此外，糖皮质激素撤药需逐步降低剂量到最后停用，所需时间可能会较长
	丙酸氟替卡松	CYP3A4	
	倍氯米松	非CYP3A4介导的代谢	

续表

分类	药物	主要代谢途径/代谢酶	用药建议
止咳祛痰药	可待因	UGT、CYP2D6、CYP3A4等多个代谢酶介导	常规用药
	福尔可定	—	常规用药
	右美沙芬	CYP3A4、CYP2D6、CYP2C9等多个代谢酶介导	右美沙芬经CYP3A4等酶代谢，与奈玛特韦片/利托那韦片存在潜在相互作用，但尚无相关研究数据，建议常规用药，同时密切监护疗效和不良反应
	喷托维林	—	常规用药
	苯丙哌林	—	
	溴己新	—	
	氨溴索	—	
	福多司坦	—	
	复方桔梗片	—	

注：—表示代谢途径或代谢酶尚不清楚，或为非CYP的其他代谢酶介导代谢。

问题38：当肿瘤患者合并病毒感染时，围手术期使用疼痛管理药物有什么注意事项？

围手术期患者的疼痛管理为多模式镇痛方案，其中非甾体抗炎药（nonsteroidal anti-inflammatory drugs，NSAIDs）为术后镇痛基础用药，应尽量减少阿片类药物的使用，以减少该类药物引起的不良反应如肠麻痹等，具体的疼痛药物治疗方案参考相关指南和专家共识。需要注意的是，对于围手术期合并病毒感染的肿瘤患者，疼痛管理药物的选择应考虑到以下两点：①使用NSAIDs时，若患者同时服用阿兹夫定等抗病毒药物，可能会加重消化道不良反应；②使用阿片类药物时，大部分药物与奈玛特韦片/利托那韦片存在潜在相互作用或联合使用禁忌证，在奈玛特韦片/利托那韦片用药期间和停药3日内，应尤其注意阿片类药物的品种选择、给药剂量和不良反应监测（包括呼吸抑制等）。肿瘤患者合并病毒感染时围手术期常用疼痛管理药物的用药建议参考表3。

表3　肿瘤患者合并病毒感染时围手术期常用疼痛管理药物的用药建议

<table>
<tr><th>疼痛管理药物</th><th>主要代谢途径/代谢酶</th><th>用药建议</th></tr>
<tr><td>对乙酰氨基酚</td><td>CYP2E1</td><td>常规用药</td></tr>
<tr><td>布洛芬</td><td>CYP2C9、YP2C19等</td><td rowspan="9">利托那韦可抑制CYP3A4和可能诱导CYP2C19、CYP2C9和CYP2C8，左侧药物与奈玛特韦片/利托那韦片联合使用时存在潜在相互作用，但尚无相关研究数据，建议常规用药，同时密切监测疗效和不良反应</td></tr>
<tr><td>帕瑞昔布</td><td>CYP3A4、CYP2C9</td></tr>
<tr><td>塞来昔布</td><td>CYP2C9</td></tr>
<tr><td>美洛昔康</td><td>CYP2C9</td></tr>
<tr><td>双氯芬酸钠</td><td>CYP2C9</td></tr>
<tr><td>氟比洛芬</td><td>CYP2C9</td></tr>
<tr><td>酮咯酸氨丁三醇</td><td>CYP2C8、CYP2C9</td></tr>
<tr><td>洛索洛芬</td><td>CYP3A</td></tr>
</table>

续表

疼痛管理药物	主要代谢途径/代谢酶	用药建议
尼美舒利	在肝脏广泛转化	常规用药
吡罗昔康	CYP2C9	禁与奈玛特韦片/利托那韦片联合使用。与利托那韦联合使用可能会增加吡罗昔康的血药浓度，从而增加严重不良反应的发生风险
可待因	UGT、CYP2D6、CYP3A4等多个代谢酶介导	常规用药
曲马多	CYP2D6、CYP3A4	利托那韦可抑制CYP3A4和CYP2D6，曲马多与奈玛特韦片/利托那韦片联合使用时存在潜在相互作用，但尚无相关研究数据，建议常规用药，同时密切监测疗效和不良反应
丁丙诺啡	水解和N-乙酰化，非CYP的酶	与奈玛特韦片/利托那韦片联合使用时可使丁丙诺啡血药浓度升高。从安全用药角度考虑，建议初始在常规剂量范围内使用相对低剂量的丁丙诺啡，同时密切监测疗效和不良反应，动态优化剂量，或选择其他替代药物
布托啡诺	非CYP3A4的其他肝脏代谢酶	常规用药

续表

疼痛管理药物	主要代谢途径/代谢酶	用药建议
吗啡	UGT2B7等代谢途径	利托那韦可能会诱导葡萄糖醛酸化，降低吗啡血药浓度。吗啡与奈玛特韦片/利托那韦片联合使用时，注意监测疗效和动态优化给药剂量
芬太尼	CYP3A4等代谢酶	利托那韦作可抑制CYP3A4从而预期会增加芬太尼的血药浓度。芬太尼与奈玛特韦片/利托那韦片联合使用时，应密切监测疗效和不良反应（包括呼吸抑制）
瑞芬太尼	非特异性的血液和组织酯酶水解	常规用药，监测疗效和不良反应（包括呼吸抑制）
舒芬太尼	—	
羟考酮	CYP3A4、CYP2D6等酶	利托那韦可抑制CYP3A4和CYP2D6。羟考酮与奈玛特韦片/利托那韦片联合使用时可存在相互作用，但尚无相关研究数据，建议常规用药，同时密切监测疗效和不良反应
地佐辛	—	目前尚无地佐辛与奈玛特韦片/利托那韦片等抗病毒药物的相互作用研究数据，建议常规用药，同时密切监测疗效和不良反应（包括呼吸抑制）

续表

疼痛管理药物	主要代谢途径/代谢酶	用药建议
哌替啶	—	禁与奈玛特韦片/利托那韦片联合使用。与利托那韦联合使用可能会增加哌替啶的血药浓度，从而增加严重呼吸抑制等严重不良反应的发生风险。对于肿瘤患者，在围手术期应选用其他适宜的替代药物，避免使用哌替啶

注：—表示代谢途径或代谢酶尚不清楚，或为非CYP的其他代谢酶介导代谢。

问题39：当肿瘤患者合并病毒感染时，使用预防静脉血栓栓塞症药物有什么注意事项？

肿瘤和手术均是静脉血栓栓塞症（venous thromboembolism, VTE）的风险因素，肿瘤患者围手术期常需要使用预防剂量的低分子量肝素、磺达肝癸钠等药物预防VTE，而病毒感染患者需根据病情分级等因素来使用抗凝药物和确定用药剂量。国际血栓与止血学会（ISTH）发布指南，推荐因病毒感染住院的非危重型患者，使用预防剂量的普通肝素或低分子量肝素，以降低血栓栓塞和死亡的风险。另有指南推荐，因病毒感染以外的原因入院，住院期间意外发生病毒感染的患者，使用标准血栓预防剂量的普通肝素或低分子量肝素，除非存在特殊禁忌证。美国血液学会（ASH）发布指南，推荐病毒感染的急性期患者使用治疗剂量抗凝药物。《新型冠状病毒感染诊疗方案（试行第十版）》推荐，具有重症高风险因素、病情进展较快的中型病例，以及重型和危重型病例，在无禁忌证情况下可给予治疗剂量的低分子量肝素或普通肝素进行抗凝治疗。

基于以上，肿瘤患者围手术期合并病毒感染预防VTE时，对于非危重型患者，建议首选预防剂量的普通肝素或低分子量肝素；对于危重型患者，考虑肿瘤患者在围手术期因接受有创检查和治疗措施等出血风险增加，建议谨慎使用治疗剂量的普通肝素或低分子量肝素，务必密切监测凝血功能。目前暂无普通肝素或低分子量肝素与抗病毒药物间的相互作用研究数据。

问题40：当肿瘤患者合并病毒感染时，在围手术期如何进行营养支持？

营养治疗是病毒感染患者综合治疗措施的核心内容之一，但营养治疗应在营养诊断的基础上实施，即存在营养风险或营养不良的患者才需营养支持。围手术期营养支持首选口服营养补充（ONS）或肠内营养（EN），当胃肠道功能不允许，或EN短时间内不能达到目标喂养量的60%，应考虑予以补充性肠外营养或全肠外营养。能量方面，可根据疾病的危重程度，按照20~30 kcal①/（kg · d）供给，其中蛋白质的供给量为1.0~2.0 g/（kg · d），并适当提高支链氨基酸的比例；脂肪优选中长链脂肪乳，并提高ω-3及ω-9脂肪酸的供给比例，以利于炎症的控制；糖脂比以（50~70）：（50~30）、热氮比以（100~150）：1为宜；补液量应该以维持液体平衡、量出为入为标准，对于老年患者及心功能不全、肺水肿、胸腔积液及组织水肿患者要控制液体量特别是

① 1 kcal≈4.2 kJ。

静脉输液量；常规补充维生素和多种微量元素以满足机体日常需求；免疫营养素仅在有指征的患者中使用。在营养支持过程中注意监测患者的不良反应及治疗效果，监测患者肝、肾功能及血脂、电解质、血糖，及时调整支持方案。

问题41：当肿瘤患者合并病毒感染时，在围手术期如何选择和使用抑酸药物？

抑酸药主要包括质子泵抑制剂（PPIs）和H_2受体拮抗剂（H_2RA），围手术期的肿瘤患者可能因需要进行酸相关性疾病和上消化道疾病的治疗，或者应激性黏膜病变的预防而需要使用PPIs和H_2RA。目前已上市的PPIs为弱碱性苯并咪唑衍生物，原药活性极小，抑酸作用主要由活性代谢产物次磺酰胺类化合物产生，而PPIs的代谢主要由CYP3A4和CYP2C19介导，详见表4。考虑到利托那韦对CYP3A4的强抑制作用和对CYP2C19的诱导作用，服用奈玛特韦片/利托那韦片的病毒感染患者在围手术期选用PPIs时可优先考虑对CYP3A4依赖较小的奥美拉唑、泮托拉唑、雷贝拉唑及艾司美拉唑，从而减少对活性代谢产物生成的影响，避免降低PPIs的抑酸效果。

表4　质子泵抑制剂的主要代谢酶

质子泵抑制剂	主要代谢酶	次要代谢酶
奥美拉唑	CYP2C19	CYP3A4
兰索拉唑	CYP3A4	CYP2C19
泮托拉唑	CYP2C19	CYP3A4
雷贝拉唑	CYP2C19	CYP3A4
艾司奥美拉唑	CYP2C19	CYP3A4
艾普拉唑	CYP3A4	

临床常用的H_2RA有西咪替丁、法莫替丁、雷尼替丁，其中西咪替丁对CYP450酶（CYP1A2、CYP2C9、CYP2D6、CYP3A4和CYP2C19）有抑制作用，潜在的药物相互作用较多。30%雷尼替丁经肝脏代谢，对肝脏依赖较小，但其可以减少肝脏血流量，增加经肝代谢且受肝血流量影响较大药物的血药浓度，增强药物疗效或不良反应。法莫替丁为CYP1A2的弱抑制剂，对其他CYP450酶几乎无影响。因此，病毒感染的肿瘤患者在围手术期需使用H_2RA时可优选法莫替丁，以减少可能的药物相互作用。

问题42：当肿瘤患者合并病毒感染时，在围手术期如何选择和使用止吐药？

术后恶心、呕吐（PONV）是一种常见的并发症，主要发生在手术后24小时内，可引起患者的身心不适，脱水、碱中毒、电解质失衡等内环境紊乱，严重者可致手术切口裂开，甚至因误吸发生肺炎、窒息和死亡。因此，PONV的管理非常重要，且药物治疗发挥重要作用，其中5-羟色胺3（5-HT3）受体拮抗剂、地塞米松和神经激肽-1（NK-1）受体拮抗剂使用较多。肿瘤患者围手术期合并病毒感染需要选用止吐药时，除了应考虑手术的致吐风险等级外，还应注意抗病毒药物与止吐药可能存在的相互作用。5-HT3受体拮抗剂的原型为活性药，抑制药物代谢会增加原型药在体内的存留时间，从而增强止吐作用。昂丹司琼主要经CYP3A4、CYP1A2和CYP2D6代谢，托烷司琼和帕洛诺司琼主要经CYP2D6代谢，此类药物最常见的不良反应为头痛和便秘。NK-1受体拮抗剂阿瑞匹坦是CYP3A4的底物，也是CYP3A4的中度诱导剂和抑制剂；福沙匹坦主要经CYP3A4代谢，也是CYP3A4的抑制剂。地塞米松作为一线止吐药，既是CYP3A4的底物，同时也是CYP450酶的诱导剂，可能引起利托那韦的代谢加速，导致奈玛特韦的血药浓度降低；而利托那韦也可能抑制地塞米松的代谢。虽然研究表明短暂的使用止吐药不会引起临床相关的药物相互作用，但当以上药物与奈玛特韦片/利托那韦片联用时仍需谨慎，且需要密切关注不良反应的发生，必要时减量使用或停用。另外，地塞米松用于PONV的推荐剂量为4~10 mg，与地塞米松用于治疗重型或危重型病毒感染的剂量相当，因此，对于正在使用地塞米松治疗病毒感染的患者，无须再使用额外的剂量预防或治疗PONV。

问题43：当肿瘤患者合并病毒感染时，在围手术期如何选择治疗睡眠障碍药物？

苯二氮䓬类或非苯二氮䓬类药物（如佐匹克隆和唑吡坦）治疗失眠仅用于非药物治疗无效、失眠症状严重影响生活的情况，且由于该类药物具有呼吸抑制作用，存在呼吸功能受损的患者应该慎用；确实需要者，应该低剂量短期应用，疗程不超过2周，且在用药过程中加强监测。苯二氮䓬类药物大多主要经CYP3A4代谢，利托那韦为CYP3A4的强抑制剂，当二者联合使用时，利托那韦可使氯氮䓬、地西泮、艾司唑仑、氟西泮和三唑仑的血药浓度升高，从而增加这些药物所致的过度镇静和呼吸抑制的风险，因此禁止利托那韦与三唑仑、阿普唑仑、氟西泮、地西泮、艾司唑仑联合使用，与佐匹克隆、唑吡坦需谨慎联合使用。因此，当肿瘤患者服用奈玛特韦片/利托那韦片时，存在需要药物干预的严重睡眠障碍时，可优先考虑选用佐匹克隆和唑吡坦，小剂量短疗程使用，在用药时加强监测并根据情况及时停药。

抗病毒药物篇

问题44：抗病毒药物有哪些？

我国2023年1月发布的《新型冠状病毒感染诊疗方案（试行第十版）》、世界卫生组织（WHO）2022年7月发布的*Therapeutics and COVID-19 Living Guideline*（中文简称《WHO指南》）、美国国立卫生研究院（National Institutes of Health，NIH）2022年4月21日发布的*Coronavirus Disease 2019 (COVID-19) Treatment Guidelines*（中文简称《NIH指南》）以及日本2022年发布的《COVID-19诊疗手册（第8.1版）》（简称《日本治疗手册（第8.1版）》）根据疾病临床分型，推荐了不同的抗病毒药物，具体见表5。

表5　抗病毒药物品种与各指南推荐情况[a]

药品名称	《新型冠状病毒感染诊疗方案（试行第十版）》	《WHO指南》	《NIH指南》	《日本治疗手册（第8.1版）》	是否在中国上市
奈玛特韦片/利托那韦片	是	是	是	是	是
安巴韦单抗/罗米司韦单抗注射液	是	否	否	否	是
静注COVID-19人免疫球蛋白	是	否	否	否	否
康复者恢复期血浆	是	仅限于临床试验	限定人群使用	否	否

续表

药品名称	《新型冠状病毒感染诊疗方案（试行第十版）》	《WHO指南》	《NIH指南》	《日本治疗手册（第8.1版）》	是否在中国上市
阿兹夫定片	是	否	否	否	是
莫诺拉韦胶囊	是	是	限定情况使用	是	是
瑞德西韦注射剂[b]	否	弱推荐	是	是	否

注：a.上述数据截至2023年1月8日；b.该药在美国已上市使用。

问题45：上述抗病毒药物各自的适用范围是什么？

目前上述四个指南及现有资料对已上市抗病毒药物的适用范围推荐意见主要基于现有的临床研究数据，后续可能会因新的研究数据进行调整。尽管《新型冠状病毒感染诊疗方案（试行第十版）》推荐了静注COVID-19人免疫球蛋白与康复者恢复期血浆用于新冠病毒感染的抗病毒治疗，但目前为止均未在中国上市使用，因此，本书仅对已上市使用的药品进行介绍，具体见表6。

问题46：抗病毒药物应该怎么使用？

对于不存在可能影响药物体内代谢过程的特殊病理生理情况的患者，抗病毒药物按照药品说明书推荐的常规用法、用量使用，具体见表7。

表6　抗病毒药物的适用范围

药品名称	适应证	年龄、体重限制	用药时间（有症状起算）
奈玛特韦片/利托那韦片（Nirmatrelvir/Ritonavir）	轻型和中型，且伴有进展为重型的高风险因素[a]	≥12岁，体重≥40 kg[b]	5天以内
阿兹夫定（Azvudine）片	中型	≥18岁	尽早使用
莫诺拉韦（Molnupiravir）胶囊	轻型和中型，且伴有进展为重型的高风险因素[a]	≥18岁	5天以内
安巴韦单抗/罗米司韦单抗（Amubarvimab/RomLusevimab）注射液	轻型和中型，且伴有进展为重型的高风险因素[a]	≥12岁，体重≥40 kg	尽早使用
瑞德西韦（Remdesivir）注射液	轻型和普通型，且伴有进展为重型的高风险因素[a]	≥28天，体重≥3 kg	7天以内

注：a.满足任意一项：①＞65岁，尤其是未全程接种新冠病毒疫苗者；②肥胖或超重［如体重指数（BMI）＞25 kg/m^2］；③目前吸烟者；④有心脑血管疾病（含高血压），慢性肺部疾病，糖尿病，慢性肝脏、肾脏疾病，肿瘤等基础疾病及维持性透析患者；⑤有免疫功能缺陷（如艾滋病患者、长期使用皮质类固醇或其他免疫抑制药物导致免疫功能减退者）；⑥有镰状细胞病；⑦有神经发育性疾病；⑧晚期妊娠和围产期女性；⑨需要相关医疗性支持（与新冠病毒无关）（如：气管切开术、胃造瘘术或正压通气等。b.此年龄段推荐基于FDA药品说明书，中国国家药品监督管理局（National Medical Products Administration，NMPA）药品说明书仅推荐用于18岁以上者。

表7　抗病毒药物的用法、用量建议

药品名称	给药途径	用药疗程	用法、用量	服用/配制方法	漏服处理办法
奈玛特韦片/利托那韦片	口服给药	5天	300 mg/100 mg，每12小时1次	空腹或随餐服用均可；整片吞服，不可碾碎[a]	·如漏服一剂≤8小时，应尽快补服并按照正常的给药方案继续用药 ·如漏服＞8小时，不应补服，应按照规定的时间服用下一剂量 ·勿将剂量加倍以弥补漏服剂量
阿兹夫定片	口服给药	≤14天	5 mg，每日1次	空腹服用，整片吞服，不可碾碎	·漏服时间≤12小时，应尽快补服并按照正常的给药方案继续用药 ·漏服＞12小时，不应补服，直接于下次服药时间服药 ·勿将剂量加倍以弥补漏服剂量
莫诺拉韦胶囊	口服给药	5天	800 mg，每12小时1次	空腹或随餐服用均可	·如漏服时间≤10小时，应尽快补服并按照正常的给药方案继续用药 ·漏服＞10小时，不应补服，直接于下次用药时间服药 ·勿将剂量加倍以弥补漏服剂量

续表

药品名称	给药途径	用药疗程	用法、用量	服用/配制方法	漏服处理办法
安巴韦单抗/罗米司韦单抗注射液	静脉序贯滴注（速度≤4 mL/min）	1天	1 000 mg/1 000 mg（前后序贯给药）	两药分别使用100 mL生理盐水稀释（具体见药品说明书）	—
瑞德西韦注射剂	静脉滴注	·非住院患者：3天 ·住院患者：对于不需要有创机械通气和(或)体外膜氧合（ECMO）的住院患者，建议治疗时间为5天。如果患者没有表现出临床改善，疗程可再延长5天，总疗程可达10天	首日200 mg，此后100 mg	·注射粉剂：先用无菌注射用水溶解，再用生理盐水稀释 ·注射液：使用250 mL生理盐水稀释（具体见药品说明书）	—

注：a.广东省药学会《新型冠状病毒肺炎抗病毒治疗临床药学指引（更新版）》对于吞咽困难患者，建议压碎奈玛特韦片和利托那韦片混合，并与食物或液体制成混悬液服用，亦可通过导管给药（给药后应冲洗导管），奈玛特韦和利托那韦制成混悬液后需立即服用。

问题47：特殊人群使用抗病毒药物需要注意什么？

特殊病理生理情况如肝、肾功能不全，妊娠，哺乳，未成年，高龄等，可能影响药物的体内过程，从而影响药物的疗效与安全性。因此，对于这部分人群需要关注药物的剂型选择、剂量调整以及用药过程中的特别监护事项等，具体见表8。

问题48：肿瘤患者使用抗病毒药物应怎么选择？

《NCCN肿瘤相关感染指南（V3.2022）》对肿瘤患者不同的临床情况接受抗病毒药物治疗作了详细的推荐，结合我国实际，本丛书形成了具体的选药建议，详见《肿瘤患者合并病毒感染的医疗救治》。

问题49：抗病毒药物用于肿瘤患者需要调整剂量吗？

目前抗病毒药物在肿瘤患者中的用法、用量主要基于合并的其他病理生理情况，如是否为前文所述的特殊人群、是否存在具有药物相互作用的联合用药等，不仅因合并肿瘤性疾病而调整抗病毒药物剂量、剂型，需要特别注意的是，如果正在使用某些经过CYP450酶系，尤其是CYP3A4代谢的抗肿瘤药物，在启动奈玛特韦片/利托那韦片治疗前，应综合评估两药的相互影响，必要时需要进行方案调整，或者选择其他抗病毒药物。在通常情况下，肿瘤患者在病毒感染期间，应避免接受抗肿瘤治疗。

问题50：超过了推荐用药时间，还能使用抗病毒药物吗？

建议按照药品说明书推荐用药时间给药，以取得最佳疗效。

表8 特殊人群使用抗病毒药物注意事项

药品名称	肝功能不全患者用药注意事项	肾功能不全患者用药注意事项	儿童患者用药注意事项	妊娠患者用药注意事项	哺乳患者用药注意事项	老年患者用药注意事项
奈玛特韦片/利托那韦片	·轻、中度（Child–Pugh A~B级）肝损伤，无须调整剂量 ·重度（Child–Pugh C级）肝损伤，不应使用。	·eGFR 60~<90 mL/min：无须调整剂量 ·eGFR 30~<60 mL/min：减量至150 mg/100 mg，每12小时1次，持续5天 ·eGFR<30 mL/min（包括血液透析下的终末期肾病）：不应使用[a]	·FDA基于成人数据批准用于12~17岁（体重≥40 kg）青少年，用量同成人 ·NMPA及《新型冠状病毒感染诊疗方案（试行第十版）》均未推荐使用	不推荐使用（除非获益大于风险） 在用药期间及用药结束后7天应避孕	在用药期间及用药结束后7天应停止哺乳	无须调整剂量
阿兹夫定片	·轻度肝损伤，无须调整剂量 ·中重度肝损患者慎用	·轻度肾损伤，无须调整剂量 ·中重度肾损患者慎用	不推荐使用	不推荐使用	不推荐使用	尚不明确

续表

药品名称	肝功能不全患者用药注意事项	肾功能不全患者用药注意事项	儿童患者用药注意事项	妊娠患者用药注意事项	哺乳患者用药注意事项	老年患者用药注意事项
莫诺拉韦胶囊	无须调整剂量	无须调整剂量	不推荐使用	不推荐使用（除非获益大于风险，且无其他药物可选）。 育龄女性患者在用药期间及用药结束后4天应避孕（另外，育龄男性患者在用药期间及用药结束后3个月应避孕）	在用药期间及用药结束后4天应停止 哺乳	无须调整剂量
安巴韦单抗/罗米司韦单抗注射液	无相关数据，尚不明确	无相关数据，尚不明确	12~17岁（体重≥40 kg） 青少年，使用条件同成人	不推荐使用 （除非获益大于风险）	无数据，不推荐使用，若必须使用应综合评估获益与风险	无须调整剂量

续表

药品名称	肝功能不全患者用药注意事项	肾功能不全患者用药注意事项	儿童患者用药注意事项	妊娠患者用药注意事项	哺乳患者用药注意事项	老年患者用药注意事项
瑞德西韦注射剂	用药前及用药期间，监测肝功能指标。 · ALT≥10×正常值上限（ULN）：停药 · ALT＜10×ULN，但伴随肝炎症状、体征：停药	· eGFR 60～＜90 mL/min：无须调整剂量 · eGFR 30～＜60 mL/min：无须调整剂量 · eGFR＜30 mL/min（包括血液透析下的终末期肾病）：不应使用	· 推荐用于28天以上，体重≥3 kg的婴幼儿及青少年：首日5 mg/kg，此后2.5 mg/kg · 仅推荐使用粉针剂型	数据尚不充分	无数据，不推荐使用，若必须使用应综合评估获益与风险	无须调整剂量

注：a.对于eGFR＜30 mL/min患者，一项小样本研究建议，首日300 mg/100mg，给药1次，第2~5日150 mg/100 mg，每日1次（血液透析日应在透析后用药），若患者体重＜40 kg，首日150 mg/100mg，给药1次，第2~5日150 mg/100 mg，每48小时1次（血液透析日应在透析后给药）。上述用法因证据级别较低，故建议在患者及家属知情同意后谨慎使用。

问题51：抗病毒药物的使用禁忌有哪些？

奈玛特韦片/利托那韦片禁用于对主药及任何辅料过敏的患者，需要注意的是，奈玛特韦片含乳糖，禁用于患有半乳糖不耐受、总乳糖酶缺乏或葡萄糖–半乳糖吸收不良等罕见遗传性疾病的患者。另外，该药禁止与高度依赖CYP3A4清除且其浓度升高与严重不良反应和/或危及生命的药物联合使用，禁止与强效CYP3A4诱导剂联合使用。停用上述类型药物后不能马上开始使用奈玛特韦片/利托那韦片。

阿兹夫定片、莫诺拉韦胶囊、安巴韦单抗/罗米司韦单抗注射液及瑞德西韦注射剂同样禁用于对主药及任何辅料过敏的患者，需要注意的是，阿兹夫定片也含有乳糖。

问题52：抗病毒药物与其他药物之间是否存在相互作用？

奈玛特韦片/利托那韦片是代谢酶CYP3A的抑制剂，可升高由CYP3A代谢药物的血浆浓度。因此，奈玛特韦片/利托那韦片不得与高度依赖CYP3A进行清除且其血浆浓度升高可能导致严重不良反应和/或危及生命的药物联合使用，具体见表9。利托那韦对CYP3A4的抑制作用大于对CYP2D6的抑制使用，同时，对P–糖蛋白（P–gp）也有高度抑制作用。另外，利托那韦还可能诱导CYP1A2、CYP2C8、CYP2C9和CYP2C19的葡萄糖醛酸化和氧化作用，从而导致该药与多种药物间存在相互作用，具体使用时应详阅国内外药品说明书和指南相关内容，并按照推荐意见使用。说明书和指南中未标明的药物，建议查阅药物相互作用相关专业网站，评估药物相互作用的影响程度，进而采取密切监测、剂量调整、药物替代或暂停用药等管理措施。

表9　禁止与奈玛特韦片/利托那韦片联用的药物汇总

联合使用，药物水平升高	联合使用，药物水平降低	联合使用，奈玛特韦/利托那韦水平降低
α_1肾上腺素受体拮抗剂：阿夫唑嗪 镇痛药：哌替啶、吡罗昔康、丙氧芬 抗肿瘤药：奈拉替尼、维奈克拉 抗心律失常药：胺碘酮、苄普地尔、决奈达隆、恩卡尼、氟卡尼、普罗帕酮、奎尼丁 抗菌药物：夫西地酸 抗组胺药：阿斯咪唑、特非那定 抗痛风药：秋水仙碱 抗分枝杆菌药：利福布汀 抗精神药/精神安定药：鲁拉西酮、氯氮平、匹莫齐特、喹硫平 麦角衍生物：双氢麦角胺、麦角新碱、麦角胺、甲基麦角新碱 胃肠动力药：西沙比利 血脂调节剂：洛伐他汀、辛伐他汀、洛美他派 PDE5抑制剂：阿伐那非、西地那非、伐地那非 镇静/催眠药：氯拉卓酸、地西泮、艾司唑仑、氟西泮、口服咪达唑仑和三唑仑	抗真菌药物：伏立康唑	·中草药制剂：贯叶连翘 ·抗惊厥药：卡马西平、苯巴比妥、苯妥英 ·抗感染药物：利福平

阿兹夫定片为P-gp底物及弱效P-gp诱导剂，故联合使用P-gp底物（如地高辛、达比加群酯、秋水仙碱）、P-gp抑制剂（如环孢素、唑类抗真菌药、利托那韦、胺碘酮、维拉帕米、克拉霉素、葡萄柚汁）、P-gp诱导剂（如利福平、贯叶

连翘提取物等）时需慎重，确需联合使用，密切监测。

根据有限的已有数据，尚未发现莫诺拉韦、安巴韦单抗/罗米司韦单抗注射液与其他药物存在相互作用。基于细胞培养实验数据显示的潜在拮抗作用，不建议将瑞德西韦与磷酸氯喹或硫酸羟氯喹同时使用。

问题53：常用抗细菌药物与上述抗病毒药物联合使用时，有哪些相互作用和注意事项？

常用抗细菌药物与上述抗病毒药物联合使用时，相互作用作用与注意事项参考表10。

表10　常用抗细菌药物与抗病毒药物的相互作用与注意事项

<table>
<tr><th>抗细菌药物</th><th>主要代谢酶/排泄形式</th><th>用药建议</th></tr>
<tr><td>青霉素</td><td>—</td><td rowspan="12">常规用药</td></tr>
<tr><td>氨苄西林</td><td>—</td></tr>
<tr><td>阿莫西林</td><td>—</td></tr>
<tr><td>阿莫西林克拉维酸钾</td><td>—</td></tr>
<tr><td>头孢唑林</td><td>—</td></tr>
<tr><td>头孢呋辛</td><td>—</td></tr>
<tr><td>头孢西丁</td><td>原型为主</td></tr>
<tr><td>头孢曲松</td><td>原型</td></tr>
<tr><td>头孢唑肟</td><td></td></tr>
<tr><td>头孢噻肟</td><td>—</td></tr>
<tr><td>头孢他啶</td><td>原型</td></tr>
<tr><td>头孢吡肟</td><td>—</td></tr>
</table>

续表

抗细菌药物	主要代谢酶/排泄形式	用药建议
左氧氟沙星	原型	常规用药，但应注意喹诺酮类药物可引起QT间期延长，血糖紊乱，肝、肾功能不全等不良反应，病毒感染患者可能伴有心肌炎，肝、肾功能不全等脏器损害，且规范治疗方案中的糖皮质激素药物可致血糖升高，同时肿瘤患者手术后常伴有胰岛素抵抗，建议在喹诺酮类药物用药期间尤其加强血糖、心电图、心肌酶和肝、肾功能等监测，发生严重不良反应或禁忌证时选择其他替代药物。阿兹夫定说明书警示用药患者有血糖升高现象，警惕喹诺酮类与阿兹夫定联合使用时对患者血糖水平的影响
莫西沙星	非CYP酶	
环丙沙星	原型为主	
庆大霉素	原型	常规用药，同时尤其注意监测肾功能
依替米星	原型为主	
阿米卡星	—	常规用药，同时尤其注意监测肾功能，有条件的开展血药浓度监测
甲硝唑	非CYP酶	常规用药
奥硝唑	—	
替硝唑	CYP3A4	常规用药，但应注意与奈玛特韦片/利托那韦片联合使用时，因奈玛特韦是CYP3A4抑制剂，可能会导致替硝唑血药浓度增加，建议谨慎使用，并监测疗效和不良反应
哌拉西林他唑巴坦	原型为主	常规用药

续表

抗细菌药物	主要代谢酶/排泄形式	用药建议
头孢哌酮舒巴坦	原型为主	常规用药，但应注意头孢哌酮舒巴坦可降低体内维生素K_1水平，影响凝血功能。肿瘤手术患者围手术期通常需使用抗凝药物预防VTE；在病毒感染人群中，对于具有重症高风险因素、病情进展较快的中型病例，以及重型和危重型病例，诊疗规范建议在无禁忌证情况下可给予低分子量肝素或普通肝素进行抗凝治疗。建议在头孢哌酮舒巴坦用药期间尤其注意监测患者凝血功能，警惕出血倾向
厄他培南	脱氢肽酶	常规用药
美罗培南	原型为主	
亚胺培南西司他丁	原型为主	
万古霉素	原型	常规用药，同时尤其注意监测肾功能，有条件的开展血药浓度监测
利奈唑胺	非CYP酶	常规用药
替加环素	原型为主	常规用药，应注意：胰腺炎患者已有使用替加环素后出现肝功能障碍和肝功能衰竭的报告。与阿兹夫定等抗病毒药物联合使用时尤其注意监测肝功能
多黏菌素	—	常规用药

注：—表示代谢酶尚不清楚，或为非CYP的其他代谢酶介导代谢。

问题54：常用抗真菌药物与上述抗病毒药物联合使用时，有哪些相互作用和注意事项？

常用抗真菌药物与上述抗病毒药物联合使用时，相互作用与注意事项参考表11。

表11 常用抗真菌药物与抗病毒药物的相互作用与注意事项

抗真菌药物	主要代谢酶/排泄形式	用药建议
氟康唑	原型为主	常规用药，同时在用药期间注意监测患者肝功能（氟康唑有肝功能损害的不良反应）。阿兹夫定片为P-gp底物及弱效P-gp诱导剂，唑类药物为P-gp抑制剂，两药联合使用时潜在药动学相互作用，同时阿兹夫定片说明书警示用药患者中有总胆红素和谷草转氨酶升高现象，联合使用时警惕对肝功能的影响
伏立康唑	CYP2C19	·禁与奈玛特韦片/利托那韦片联合使用。伏立康唑经CYP2C19代谢，利托那韦是CYP2C19的诱导剂，联合用药时可导致伏立康唑血药浓度降低，影响疗效，建议：利托那韦给药日剂量为400 mg时，禁止与伏立康唑联合使用；利托那韦给药日剂量＜400 mg时，若必须使用伏立康唑，建议选择伏立康唑常规剂量给药并进行血药浓度监测，必要时动态调整 ·与阿兹夫定片联合使用时警惕相互作用，参考氟康唑的用药建议
伊曲康唑	CYP3A4	伊曲康唑与奈玛特韦片/利托那韦片谨慎联合使用，不建议伊曲康唑日剂量超过200 mg。利托那韦可抑制CYP3A4，使伊曲康唑血药浓度增加，当联合使用奈玛特韦片/利托那韦片时建议密切监测疗效和不良反应。与阿兹夫定片联合使用时警惕相互作用，参考氟康唑的用药建议

续表

抗真菌药物	主要代谢酶/排泄形式	用药建议
泊沙康唑	原型	常规用药，但应注意泊沙康唑是CYP3A4的强抑制剂，可能使奈玛特韦片/利托那韦片血药浓度增加，建议谨慎使用，并监测疗效和不良反应；与阿兹夫定片联合使用时警惕相互作用，参考氟康唑的用药建议
卡泊芬净	水解和N–乙酰化，非CYP酶	常规用药
米卡芬净	非CYP3A4的其他肝脏代谢酶	常规用药
两性霉素B	—	常规用药，尤其注意在用药期间监测肾功能
氟胞嘧啶	—	常规用药，尤其注意在用药期间监测血常规（氟胞嘧啶有骨髓抑制的不良反应）。阿兹夫定片说明书警示用药患者中性粒细胞绝对值减少现象，警惕氟胞嘧啶与阿兹夫定片联合使用时对中性粒细胞绝对值的影响
复方磺胺甲噁唑	—	常规用药，注意监测消化道症状和肝功能。应注意的是，与阿兹夫定片联合使用可能会加重消化道不良反应，以及警惕对患者肝功能的影响

注：—表示代谢酶尚不清楚，或为非CYP的其他代谢酶介导代谢。

问题55：其他抗病毒药物与上述抗病毒药物联合使用时，有哪些相互作用和注意事项？

茚地那韦等部分抗人类免疫缺陷病毒（HIV）药物是

CYP3A4底物，与奈玛特韦片/利托那韦片联合使用时，利托那韦通过抑制CYP3A4而使联合使用药物血药浓度升高，应尤其注意监测疗效和不良反应，具体可参考奈玛特韦片/利托那韦片药品说明书。其他常用的抗疱疹病毒和抗乙肝病毒药物大部分为非CYP酶介导代谢，或以原型为主从体内清除，其与抗新冠病毒药物联合使用时注意事项参考表12。

表12　其他常用抗病毒药物与抗新冠病毒药物的相互作用与注意事项

抗真菌药物	主要代谢酶/排泄形式	用药建议
阿昔洛韦	非CYP酶	常规用药，注意监测药品不良反应
伐昔洛韦	非CYP酶	
更昔洛韦	原型为主	
缬更昔洛韦	原型为主	常规用药，注意监测血液学反应（包括中性粒细胞减少症、贫血和血小板减少症）
利巴韦林	非CYP酶	常规用药，注意监测药品不良反应

问题56：抗病毒药物的不良反应及药学监护策略有哪些？

根据上述抗病毒药物的药品说明书及各国诊疗指南，总结其不良反应及药学监护策略，具体见表13。

表13 抗病毒药物的不良反应与药学监护策略

药品名称	不良反应	药学监护策略
奈玛特韦片/利托那韦片	· 常见（≥1/100~＜1/10）：腹泻、味觉倒错 · 偶见（≥1/1 000~＜1/100）：消化不良、胃食管反流病、呕吐、肌痛、头晕、ALT水平升高、AST水平升高 · 罕见（≥1/10 000~＜1/1 000）：阿弗他溃疡、结肠炎、口干、粪便松软、胸部不适、食欲减退、头痛、嗅觉异常、焦虑、呼吸困难、呃逆、口咽疼痛、斑丘疹、皮肤剥脱、血促甲状腺激素（TSH）水平降低。	· 如以下任一症状加重或持续存在，患者应就医： ①味觉改变 ②腹泻 ③肌肉酸痛 · 如出现以下任一症状，患者应停药并请立即就医： ①食欲减退 ②皮肤或巩膜变黄 ③尿液颜色变深 ④大便颜色变淡 ⑤皮肤瘙痒 ⑥胃痛
阿兹夫定片	· 警告：用药后可能会产生中性粒细胞绝对值降低、总胆红素水平升高、ALT水平升高、血糖升高的现象。 · 常见（≥1/100~＜1/10）：ALT、AST水平升高，血小板计数升高，γ-谷氨酰转移酶水平升高，呼吸衰竭 · 偶见（≥1/1 000~＜1/100）：血糖升高、淋巴细胞计数降低、呕吐、腹痛、大便异常、消化不良、病情恶化、背痛、头痛	· 定期监测血常规、肝功能及肾功能指标 · 动态监测血糖，尤其是糖尿病患者 · 密切观察患者胃肠道耐受情况，如有胃肠道反应，对症处理，严重者及时停药

续表

药品名称	不良反应	药学监护策略
莫诺拉韦胶囊	·常见（≥1/100~＜1/10）：腹泻（2%）、恶心（1%）、头晕（1%） ·偶见（≥1/1 000~＜1/100）：呕吐、头痛、皮疹、荨麻疹、特定的生化（ALT、AST、肌酐、脂肪酶）和血液学（血红蛋白、血小板和白细胞）参数3~4级检查异常 ·上市后报告的不良反应：超敏反应、血管性水肿、红斑、皮疹、荨麻疹等	·如发生有临床意义的超敏反应的症状或体征，应马上停药，并给予适当药物治疗或支持性治疗 ·密切观察患者胃肠道耐受情况，如有胃肠道反应，对症处理，严重者及时停药
安巴韦单抗/罗米司韦单抗注射液	·常见（≥1/100~＜1/10）：腹泻、恶心、呕吐、疲乏、发热、寒战、肺炎、支气管炎、输液反应、血压升高、肌痛、头痛、失眠、口咽疼痛、咳嗽、呼吸困难、流涕、高血压	·输注速度≤4 mL/min，在输注期间和输注后24小时内，注意观察与给药相关的输液反应，如有发生，应减慢或停止输注 ·如发生有临床意义的超敏反应的症状或体征，应马上停药，并给予适当药物治疗或支持性治疗 ·密切观察患者胃肠道耐受情况，如有胃肠道反应，对症处理，严重者及时停药

续表

药品名称	不良反应	药学监护策略
瑞德西韦注射剂	·临床试验中报告的显著不良反应 ①超敏反应 ②全身性癫痫发作 ③皮疹 ④实验室检测指标异常（如血糖升高、血肌酐清除率降低、血红蛋白水平降低、淋巴细胞计数降低、凝血酶原时间延长、ALT水平升高、AST水平升高等） ·紧急授权使用后报告的不良反应 ①给药部位外渗 ②皮疹 ③过敏性休克、血管性水肿、输液相关反应、超敏反应 ④氨基转移酶水平升高	·输注时间≥120分钟，在输注期间和输注后1小时内，注意观察与给药相关的输液反应 ·如发生有临床意义的超敏反应的症状或体征，应马上停药，并给予适当药物治疗或支持性治疗 ·在用药前及用药期间，监测肝功能指标 ①ALT≥10×ULN：停药 ②ALT＜10×ULN，但有伴随肝炎症状、体征：停药 ·定期监测血常规及血生化指标

问题57：上述抗病毒药物怎么储存？

根据上述抗病毒药物的药品说明书总结的储存要求，具体见表14。

表14　抗病毒药物的储存要求

药品名称	储存要求
奈玛特韦片/利托那韦片	密闭，不超过25℃保存

续表

药品名称	储存要求
阿兹夫定片	不超过30℃密闭保存
莫诺拉韦胶囊	不超过30℃密闭保存
安巴韦单抗/罗米司韦单抗注射液	· 未使用药品：2~8℃避光保存和运输，勿冷冻或振荡 · 配制后的输注溶液：2~8℃下最长储存8小时，室温（20~25℃）下最长储存4小时，包括运输和输注时间 · 如果冷藏，给药前输注溶液需放置在室温中约15分钟再进行给药
瑞德西韦注射剂	· 粉针剂 ①未使用药品：不超过30℃密闭保存 ②配制后的输注溶液：2~8℃下最长储存48小时，室温（20~25℃）下最长储存24小时 · 注射液 ①未使用药品：2~8℃避光保存和运输，在室温下最长储存12小时 ②配制后的输注溶液：2~8℃下最长储存48小时，室温（20~25℃）下最长储存24小时 ③冷藏药品需放置至室温（20~25℃）后方可稀释，配制成溶液

病毒感染相关免疫治疗药物篇

问题58：目前针对病毒感染，免疫治疗药物有哪些？

病毒感染的免疫学机制为病毒识别宿主细胞血管紧张素转换酶2（ACE2）受体并侵入宿主细胞完成复制周期。病毒感染肺组织后，机体立刻激活单核巨噬细胞、自然杀伤细胞（natural killer cell, NK）和补体系统，与$CD4^+T$和$CD8^+T$淋巴细胞协同清除病毒。

当前病毒感染的免疫治疗药物主要包括：

（1）糖皮质激素。非特异性提升机体抗炎作用，如地塞米松。

（2）白细胞介素（interleukin 6, IL-6）抑制剂。抗细胞因子风暴，如托珠单抗。

（3）Janus激酶（Janus kinase，JAK）抑制剂。阻断细胞因子信号通路和免疫效应通路，减轻炎症症状，如巴瑞替尼。

（4）静注COVID-19人免疫球蛋白。增强体液免疫，降低病毒载量和诱导免疫调节，减轻病毒感染症状。

问题59：针对病毒感染，糖皮质激素的用法、用量是什么？

糖皮质激素具有广泛生理学和药理学效应，临床上主要作为抗炎制剂使用。由于糖皮质激素具有免疫抑制作用，可能会降低机体清除病毒的能力，因此，临床使用糖皮质激素治疗病毒感染时的用法、用量、疗程应充分遵循循证证据。

英国一项大型随机对照临床试验（RECOVERY）显示，住院治疗的病毒感染患者口服或静脉注射地塞米松6 mg/d，不超过10日，病死率治疗组明显低于标准治疗组。

《新型冠状病毒感染诊疗方案（试行第十版）》建议：对于氧合指标进行性恶化、影像学进展迅速、机体炎症反应过度激活状态的重型和危重型患者，可酌情短期内（不超过10日）使用糖皮质激素，如地塞米松5 mg/d或甲泼尼龙40 mg/d，避免长时间、大剂量使用糖皮质激素，以减少副作用。美国《NIH指南》推荐可以使用等效剂量的其他糖皮质激素代替地塞米松或甲泼尼龙，临床常用糖皮质激素剂量换算关系参考表15。

表15　临床常用糖皮质激素剂量换算关系

药品名称	抗炎强度	等效剂量/mg
可的松	0.8	25
氢化可的松	1	20
泼尼松	4	5
泼尼松龙	4	5
甲泼尼龙	6	4
地塞米松	20~30	0.75
倍他米松	25~30	0.5

问题60：对于长期使用糖皮质激素的患者，在感染病毒期间，应该怎么使用免疫治疗药物？

当前尚无长期使用糖皮质激素患者在感染病毒期间的相

关用药证据，建议医生根据患者个体化症状进行治疗。

问题61：托珠单抗的作用机制是什么？

IL–6是一种促炎性细胞因子，在诱导机体慢性炎症转变为急性炎症方面起重要作用，是诱发细胞因子风暴的重要始动因素。感染病毒后，患者血清中可检测出高水平IL–6，高浓度的IL–6能够诱发细胞因子风暴，促使患者的病情向重型或危重型转变，进而引起病情恶化甚至死亡。托珠单抗是一种人源化IL–6受体单克隆抗体，能够阻断病原体与跨膜蛋白激活复合物的结合，同时也能够阻断IL–6的反信号转导，从而减弱IL–6的促炎作用，是第一个通过阻断IL–6信号通路治疗自身免疫病的重要药物。

问题62：托珠单抗的适用人群有哪些？

研究显示，与重型、危重型患者的标准治疗组对比，托珠单抗治疗组能显著降低死亡率。但由于其具有免疫抑制作用，能促进病毒免疫逃逸，进一步加重患者感染程度，所以，在临床仅推荐双肺广泛病变者及重型、危重型病毒感染且IL–6 水平升高者试用。

托珠单抗在2岁以下儿童中的疗效和安全性尚未确立，禁用于2岁以下儿童；FDA妊娠分级为C级，可通过胎盘屏障，禁用于妊娠期妇女；哺乳期分级为L3，可通过乳汁排泄，但目前尚无乳儿不良反应的报告，判断是否继续哺乳或治疗，需权衡利弊；对托珠单抗过敏患者、有活动性感染者禁用。

问题63：针对病毒感染，托珠单抗应该怎么使用？

成人治疗方案：首次剂量为4～8 mg/kg，推荐剂量400 mg，使用生理盐水稀释至100 mL，输注时间大于 1 小时；首次用药疗效不佳者，可在首剂应用 12小时后追加应用一次（剂量同前），累计给药次数最多为 2次，单次最大剂量不超过800 mg。在使用过程中如果出现肝脏氨基转移酶异常、中性粒细胞计数降低、血小板计数降低，应调整剂量至4 mg/kg或中断治疗。

儿童治疗方案：托珠单抗可用于2岁及2岁以上患儿，体重小于30 kg患儿，推荐剂量一次12 mg/kg，每2周给药一次（biw）；体重大于或等于30 kg患儿，推荐剂量一次8 mg/kg，biw。

轻度肾功能损伤患者无须调整给药剂量，尚无对中、重度肾功能损伤患者使用托珠单抗的研究；托珠单抗可致肝损伤，当肝功能异常时应慎重选用托珠单抗，并做好肝功能监测。

问题64：JAK抑制剂的作用机制是什么？针对病毒感染，JAK抑制剂该怎么使用？

JAK1和JAK2激酶均可启动以IL-6为代表的炎症因子的信号转导，诱发细胞因子风暴的发生，促使患者病情恶化。JAK抑制剂是一类通过抑制JAK1和JAK2激酶活性抑制炎症因子的表达，干预病理进程，缩短疾病恢复周期的药物。

《WHO指南》和《NIH指南》均推荐JAK抑制剂巴瑞替尼与糖皮质激素联合治疗重型或危重型病毒感染成人患者。估计肾小球滤过率（eGFR）≥60 mL/min的患者，给药剂量为4 mg/d；eGFR为30~＜60 mL/min的患者，给药剂量2 mg/

d；eGFR为15~＜30 mL/min的患者，给药剂量1 mg/d；eGFR＜15 mL/min的患者，不推荐使用JAK抑制剂。连续用药14天或直至患者出院（以先到者为准）。

问题65：免疫治疗药物的不良反应与药学监护策略有哪些？

根据药品说明书及相关诊疗指南，总结免疫治疗药物的不良反应与药学监护策略，具体见表16。

表16　免疫治疗药物的不良反应与药学监护策略

药品名称	不良反应	药学监护策略
托珠单抗注射液	·警告：存在严重感染风险 ·十分常见（≥1/10）：上呼吸道感染 ·常见（1/100~＜1/10）：蜂窝织炎、腹痛、口腔溃疡、皮疹、头痛、氨基转移酶升高、高血压、中性粒细胞减少、咳嗽、呼吸困难 ·偶见（1/1 000~＜1/100）：口腔炎、胃溃疡、总胆红素水平升高、高甘油三酯血症、甲状腺功能减退	·发生严重真菌、细菌感染，应中断托珠单抗治疗，直至感染得到控制 ·定期监测血常规、肝功能及肾功能指标 ·氨基转移酶为（1~3）×ULN，剂量减至4 mg/kg；氨基转移酶＞3×ULN，中断治疗 ·中性粒细胞计数为（0.5~1）×10^9/L，中断治疗；中性粒细胞计数＜0.5×10^9/L，终止治疗 ·血小板计数为（50~100）×10^3/μL，中断治疗；血小板计数＜50×10^3/μL，终止治疗

续表

药品名称	不良反应	药学监护策略
巴瑞替尼片	·警告：存在严重感染和血栓形成风险 ·十分常见（≥1/10）：上呼吸道感染、高胆固醇血症 ·常见（1/100~<1/10）：疱疹、胃肠炎、尿路感染、恶心、ALT水平升高、皮疹 ·中性粒细胞减少、高甘油三酯血症、AST水平升高、肺栓塞、深静脉血栓形成	·发生严重真菌、细菌感染，应中断托珠单抗治疗，直至感染得到控制 ·定期监测血常规、肾功能指标 ·当患者中性粒细胞计数 $<1\times10^9$、淋巴细胞计数 $<0.5\times10^9$ 以及血红蛋白水平 <80 g/L时不应起始治疗或应中断治疗 ·出现深静脉血栓的临床特征时应中断治疗，评估患者情况并给予适当治疗

问题66：特殊人群使用免疫治疗药物需要注意什么？

特殊病理生理情况如肝、肾功能不全，未成年，高龄，妊娠，哺乳等，可能影响药物的体内过程，从而影响药物的疗效与安全性。因此，对于这部分人群需要关注药物的剂型选择、剂量调整以及用药过程中的特别监护事项等，具体见表17。

表17　特殊人群免疫治疗药物用药注意事项

	托珠单抗注射液	巴瑞替尼片
肝功能不全患者	肝功能损伤患者的给药剂量目前尚无研究。托珠单抗可致肝损伤，当肝功能损伤时应慎用	·轻度或中度肝功能损伤无须调整剂量 ·重度肾功能损伤患者的给药剂量目前尚无研究，慎用

续表

	托珠单抗注射液	巴瑞替尼片
肾功能不全患者	·轻度肾功能异常无须调整剂量 ·重度肾功能损伤患者的给药剂量目前尚无证据支持，慎用	不推荐在eGFR<30 mL/min的患者中使用
儿童患者	·2岁以下儿童禁用 ·2岁及以上儿童，体重<30 kg，12 mg/kg，biw；体重≥30 kg，8 mg/kg，biw	·FDA批准用于≥2岁以上儿童或青少年 ·NMPA 未推荐使用
妊娠患者	禁止使用	禁止使用
哺乳患者	应权衡利弊，慎用	应权衡利弊，慎用
老年患者	无须调整剂量，但老年患者严重感染率高于年轻患者，慎用	无须调整剂量

抗凝药物篇

问题67：当肿瘤患者合并病毒感染时，是否都需要使用抗凝药物？

当然不是。

既往报道显示，近20%的病毒感染患者凝血功能异常，几乎所有重型或危重型病毒感染患者存在凝血功能紊乱，从而容易引发VTE。肿瘤患者本身具有高凝特点，因而存在血栓风险，但目前尚无证据表明肿瘤合并病毒感染患者的VTE发病率高于非感染患者。国际血栓形成与癌症倡议组织（The International Initiative on Thrombosis and Cancer, ITAC）指南指出，肿瘤患者合并病毒感染时，应首先进行VTE评估，再选择适宜的治疗方式。且感染与未感染患者的VTE预防建议相似。因此，并不是所有肿瘤患者合并病毒感染时都需要使用抗凝药物，应该根据血栓发生风险和出血风险综合考虑，并密切监测D二聚体等凝血指标的变化。

由于所有重型和危重型病毒感染患者都具有VTE风险，该类患者无须进行VTE风险评估，但应进行出血风险评估。若重型和危重型病毒感染的肿瘤患者合并高出血风险，建议使用间歇充气加压泵预防；若合并低出血风险，则选用抗凝药物预防。对于轻型和中型病毒感染的肿瘤患者，若是住院患者，建议进行预防性抗凝治疗；若是门诊患者，建议采用Khorana风险评估量表对患者进行VTE风险评估，VTE评估为高危或中高危时，应该考虑抗凝药物预防，其他低危患者鼓励多活动、多饮水。

问题68：当肿瘤患者合并病毒感染时，可以使用哪些抗凝药物？

低分子量肝素是肿瘤合并病毒感染患者的首选治疗药物，但需要长期抗凝治疗的患者应考虑转为口服抗凝药物，其中更推荐新型口服抗凝药（new oral anticoagulants，NOACs）。

临床上肿瘤患者常用的抗凝药物主要有肠外抗凝剂（普通肝素、低分子量肝素）、口服抗凝药物如华法林、直接凝血酶抑制剂达比加群酯和Ⅹa因子抑制剂阿哌沙班、利伐沙班等。这些药物均可用于肿瘤患者合并病毒感染时的抗凝治疗，但部分指南一般将低分子量肝素作为首选。这可能因为一些重症患者同时接受其他药物治疗（如抗病毒药物等），与口服抗凝药物可能会产生药物相互作用，从而增加患者的出血或药物不良反应的发生风险，故暂不推荐应用口服抗凝药物。此外，普通肝素需要频繁监测相关化验指标，会增加交叉感染风险。

此外，对于合并严重肾功能衰竭患者（肌酐清除率＜30 mL/min），建议使用普通肝素治疗。对于应用肝素期间出现肝素诱导性血小板减少症的患者，推荐应用阿加曲班、比伐卢定、利伐沙班等抗凝药物治疗。

问题69：与抗病毒药物联合使用时，可以选择哪些抗凝药物？

《新型冠状病毒感染诊疗方案（试行第十版）》中推荐的抗病毒治疗方案主要有：奈玛特韦片/利托那韦片、阿兹夫定片、莫诺拉韦胶囊、安巴韦单抗/罗米司韦单抗注射液、静注COVID-19人免疫球蛋白和输注康复者恢复期血浆。与抗病毒药物联合使用时，可选择的抗凝药物见表18。

表18　与抗病毒药物联合使用的抗凝药物选择

抗病毒药物	可联合使用的抗凝药物	原因
奈玛特韦片/利托那韦片	推荐普通肝素和低分子量肝素；使用华法林应进行国际标准化比率（INR）监测；避免联用利伐沙班，联用其他NOACs需调整剂量	奈玛特韦片与利托那韦片都是CYP3A4的底物，且利托那韦对CYP2D6和P-gp也有一定抑制作用
阿兹夫定片	服用阿兹夫定时应选用除NOACs外的药物。若确需联合使用，必要时进行血药浓度监测	阿兹夫定为P-gp底物及弱效P-gp诱导剂，而NOACs均为P-gp底物
莫诺拉韦胶囊	可联用各类抗凝药物，但在临床应用中应密切监测不良反应	不经CYP450酶代谢，不易发生药物相互作用，目前无已知的药物相互作用
安巴韦单抗/罗米司韦单抗注射液	可联用各类抗凝药物，但在临床应用中应密切监测不良反应	不通过CYP450酶代谢，其他机制相互作用暂不明确
静注COVID-19人免疫球蛋白，输注康复者恢复期血浆	可联用各类抗凝药物，但在临床应用中应密切监测不良反应。静注COVID-19人免疫球蛋白需严格单独输注，不得与其他药物混合使用	尚无与其他药物相互作用的临床研究资料

问题70：当肿瘤患者合并病毒感染时，应该怎么合理使用抗凝药物？

根据ITAC指南推荐，可根据肿瘤患者类型选择相应的抗凝治疗方法。

（1）手术治疗肿瘤患者。①推荐每天使用1次低分子量肝素（肌酐清除率≥30 mL/min）或每天3次低剂量普通肝素以预防肿瘤患者术后VTE；药物预防应在术前2~12小时开始，并持续至少7天。②推荐使用最高预防剂量的低分子量肝素预防肿瘤患者术后VTE。③对于无高出血风险的肿瘤患者，建议延长低分子量肝素的预防期（4周）以降低腹、盆腔肿瘤大手术（剖腹手术或腹腔镜检查）后的VTE发生率。

（2）药物治疗肿瘤患者。①对于住院接受药物治疗的肿瘤患者和行动不便患者，推荐使用低分子量肝素或磺达肝癸钠进行预防（肌酐清除率≥30 mL/min）或使用普通肝素进行预防。在这种情况下，不推荐常规使用直接口服抗凝药物。②对于接受系统抗肿瘤治疗且出血风险低的局部晚期或转移性胰腺癌门诊患者，推荐使用低分子量肝素或直接口服抗凝药物（利伐沙班或阿哌沙班）进行VTE的一级药物预防。③对于接受系统抗肿瘤治疗的局部晚期或转移性肺癌患者，包括出血风险较低的患者，不建议在临床试验之外使用低分子量肝素进行VTE的一级药物预防。④对于接受系统抗肿瘤治疗并经风险评估（即Khorana评分≥2分）确定为VTE中高危且无活动性出血或无高出血风险的门诊患者，建议使用直接口服抗凝药物（利伐沙班或阿哌沙班）进行一级预防。⑤对于接受免疫调节药物联合类固醇或其他系统性抗肿瘤治疗的骨髓瘤患者，建议进行VTE一级药物预防；在这种情况下，可以使用口服抗凝药物（低剂量或治疗剂量的维生素K拮抗剂和预防剂量的阿哌沙班）、预防剂量的低分子量肝素或低剂量阿司匹林（每日100 mg）。

问题71：何时停用抗凝药物？

抗凝治疗的持续时间因人而异，具体如下：

（1）门诊患者/有风险的非卧床肿瘤患者。根据VTE风险评估而定，对于VTE中风险或高风险（Khorana评分≥2分）患者，如果风险持续存在，考虑进行≥6个月的预防性抗凝；对于低VTE风险（Khorana评分＜2分）患者，建议可停用抗凝药物。（特殊情况：多发性骨髓瘤患者推荐使用IMPEDE或SAVED评分系统进行VTE风险分层。该类患者自开始抗肿瘤治疗时就建议抗凝治疗，时间一般3~6个月，如果存在其他疾病、治疗特异性或暂时性VTE风险等因素，可以考虑更长时间的抗凝治疗）。

（2）住院患者。住院肿瘤患者为VTE高危人群。推荐所有住院确诊活动性肿瘤或临床疑似肿瘤的患者，如无禁忌证，应进行预防性抗凝治疗，且抗凝治疗应贯穿整个住院期间。

（3）手术患者。一般手术肿瘤患者推荐预防7~10天或直至出院，对于接受腹部或盆腔肿瘤大手术的高危患者，推荐出院后进行VTE一级预防至术后4周。

（4）肿瘤相关VTE治疗。若有足够证据显示VTE与肿瘤治疗直接相关，抗凝疗程至少3个月；对于非导管相关的VTE，如肿瘤正处于活动状态、治疗中或复发的危险因素持续存在时，推荐无限期抗凝治疗；对于导管相关的VTE，抗凝疗程与导管放置期相同，推荐总体治疗疗程至少3个月。

此外，医务人员还应根据患者个体差异和患者意愿以确定适当的治疗持续时间。

问题72：对于正在使用抗血小板药物的患者，还需要使用抗凝药物吗？

在感染病毒前，因基础疾病进行抗凝、抗血小板治疗的患者，除非有严重出血或其他禁忌证，应继续此前的抗凝、抗血小板治疗，一般不需要使用其他抗凝药物。治疗剂量肝素抗凝的使用禁忌包括：血小板＜50×10^9/L、血红蛋白＜80 g/L、需双联抗血小板治疗、既往30天内因出血需急诊就诊、出血性疾病病史、遗传性或活动性获得性出血性疾病、严重肾功能不全。预防剂量肝素抗凝的使用禁忌包括：近期中枢神经系统出血、活动性大出血且24小时内输血＞400 mL、血小板＜50×10^9/L、严重肾功能不全。

问题73：对于正在使用口服抗凝药物的患者，还需要使用其他抗凝药物吗？

正在使用利伐沙班或达比加群酯的患者，一般不需要使用其他抗凝药物。但应注意，如果患者这时使用抗病毒药物，则应考虑药物相互作用，必要时进行药物调整。例如，服用抗栓药物的病毒感染患者使用奈玛特韦片/利托那韦片时应调整抗栓药物应用方案。

血栓低风险人群：暂停利伐沙班/艾多沙班。在服用最后一剂利伐沙班/艾多沙班24小时后，开始奈玛特韦片/利托那韦片+100 mg 阿司匹林［每日1次（qd）］。在完成奈玛特韦片/利托那韦片疗程1天后结束阿司匹林治疗。3~5天，重启利伐沙班/艾多沙班治疗。

血栓高风险人群：暂停利伐沙班/艾多沙班。在服用最后一剂利伐沙班/艾多沙班24小时后，开始奈玛特韦片/利托那韦片+治疗剂量的低分子量肝素。在完成奈玛特韦片/利托那韦片疗程1天后结束低分子量肝素治疗。3~5天，重启利伐沙班/艾多沙班治疗。

问题74：对于正在使用肝素类制剂的患者，还需要使用其他抗凝药物吗？

正在使用肝素类制剂的患者，一般不需要使用其他抗凝药物，但应对患者情况进行评估，如患者所需剂量和正在使用的剂量强度不同（预防剂量、中间剂量或治疗剂量），则应进行调整。

问题75：在合并病毒感染肿瘤患者使用抗凝药物期间发生出血事件应如何处理？

若患者在使用抗凝药物期间发生出血，应首先询问抗凝药物的末次使用时间；采血测肌酐清除率、血红蛋白；快速评估凝血状态，甚至药物血浆浓度（如可能），同时对出血的严重程度进行评估，然后根据出血的严重程度采取相应的治疗措施。

问题76：抗凝药物的不良反应与药学监护策略有哪些？

抗凝药物的不良反应与药学监护策略具体见表19。

表19 抗凝药物的不良反应与药学监护策略

抗凝药物	不良反应	药学监护策略
低分子量肝素钠	·常见（1/100~＜1/10）：血肿、出血、刺激、疼痛、注射部位不适 ·偶见（1/1 000~＜1/100）：氨基转移酶水平升高 ·罕见（1/10 000~＜1/1 000）：血小板减少症，轻微的出现表现，皮炎、红斑、瘙痒、紫癜、皮疹和荨麻疹 ·十分罕见（＜1/10 000）：过敏反应或类过敏反应，骨髓硬膜外血肿	监测血小板计数及anti-FXa[a]，低分子量肝素存在抗体介导肝素诱发性血小板减少症的风险 注意事项： ·肾功能不全者慎用。严重肾功能不全（肌肝清除率＜30 mL/min）应调整剂量或更换药物 ·绝对禁忌证：近期/急性肝素诱导的血小板减少症 ·相对禁忌证：曾患肝素诱导的血小板减少症
磺达肝癸钠	·常见（1/100~＜1/10）：贫血、出血、紫癜，水肿 ·偶见（1/1 000~＜1/100）：血小板减少症、血小板增多症、血小板异常、血凝障碍，恶心、呕吐，肝功能异常、肝酶水平升高，皮疹、瘙痒，发热、头痛 ·罕见（1/10 000~1/1 000）：手术后伤口感染，过敏反应，低钾血症，焦虑、意识混乱、头昏、嗜睡，低血压，呼吸困难	用药期间监测是否发生出血 注意事项： ·患者肌酐清除率＜30 mL/min时禁用 ·以下患者慎用：中度肾功能不全（肌酐清除率30~50 mL/min）者，体重＜50 kg者或年龄＞75岁者

续表

抗凝药物	不良反应	药学监护策略
普通肝素	· 常见（1/100~＜1/10）：出血，寒战、发热、荨麻疹等过敏反应 · 偶见（1/1 000~＜1/100）：气喘、鼻炎、流泪、头痛、恶心、呕吐、心前区紧迫感，血小板减少症	用药期间应监测凝血时间 绝对禁忌证：近期 / 急性肝素诱导的血小板减少症 相对禁忌证：曾患肝素诱导的血小板减少症
华法林	严重不良反应：出血、组织坏死、钙化防御、急性肾损伤、体循环动脉粥样硬化栓塞和胆固醇微栓塞，肝素诱导性血小板减少症和肝素诱导性血小板减少症伴血栓综合征 其他不良反应：过敏反应、脉管炎、紫趾综合征、肝炎、肝酶水平升高，恶心、呕吐、腹泻、味觉异常、腹痛，皮疹、皮炎、瘙痒和脱发，气管或支气管钙化，畏寒	应定期监测INR，药物、饮食变化和其他因素会影响INR水平 相对禁忌证：联合使用CYP2C9、CYP1A2、CYP3A4 抑剂或诱导剂
利伐沙班	最常见的不良反应是出血，还可能出现腹痛、消化不良、牙痛、疲劳、鼻窦炎、尿路感染、黄疸、胆汁淤积、背痛、骨关节炎、肌肉痉挛、口咽痛、头晕、焦虑、抑郁、失眠、皮肤瘙痒等不良反应	监测肝功能、肾功能和全血细胞计数、anti-FXa、PT[b] 有以下情况禁忌使用： · 严重肾功能不全，肌酐清除率＜30 mL/min · 肝功能异常，ALT/AST ＞3 × ULN 相对禁忌证： · 口服抗凝药物与泌尿系统和肠道出血有关，应避免用于泌尿系统和有胃肠道病变者 · 避免用于肾功能或肝功能异常患者 · 考虑药物的相互作用

续表

抗凝药物	不良反应	药学监护策略
达比加群酯	·常见（1/100~＜1/10）：鼻出血、胃肠道出血、皮肤出血、泌尿生殖道出血，消化不良 ·偶见（1/1 000~＜1/100）：贫血，药物过敏、皮疹、瘙痒，出血、血肿，腹痛、腹泻，恶心、呕吐 ·罕见（1/10 000~＜1/1 000）：血小板减少，血管性水肿，荨麻疹，吞咽困难，肝功能异常、肝酶水平升高，注射部分出血，导管部位出血，切口部位出血	监测APTT[c]、ECT[d]、dTT[e] 绝对禁忌证： ·严重肾功能不全：肌酐清除率＜30 mL/min ·肝功能异常：ALT/AST ＞3 ×ULN 相对禁忌证： ·口服抗凝药物与泌尿系统和肠道出血有关，应避免用于有泌尿系统和胃肠道病变者 ·避免用于肾功能或肝功能异常患者 ·考虑药物的相互作用

注：a.抗活化因子X活性试验；b.凝血酶原时间；c.活化部分凝血活酶时间；d.蛇静脉酶凝结时间；e.稀释凝血酶时间。

对症药物篇

问题77：当肿瘤患者合并病毒感染时，针对发热，有哪些药物可以选择？

出现发热时，可按说明书服用对乙酰氨基酚、布洛芬、阿司匹林、双氯芬酸钠、洛索洛芬钠、安乃近、米格来宁、索米痛片、金花清感颗粒、连花清瘟颗粒/胶囊、宣肺败毒颗粒、清肺排毒颗粒、疏风解毒胶囊等。此外，不宜口服的患者，还可使用复方氨林巴比妥、柴胡注射液等退热。对乙酰氨基酚和布洛芬都是临床常用的退烧药，但肿瘤患者由于受自身身体条件的影响，在服用上述两种药品时，需注意几点，具体见表20。

表20　对乙酰氨基酚和布洛芬使用注意事项

肿瘤患者自身条件	对乙酰氨基酚	布洛芬
严重肝、肾功能不全	不建议使用	不建议使用
正在出血或使用抗凝药物以及抗血小板药物治疗	可使用	不建议使用
正在使用双氯芬酸钠或氨酚羟考酮治疗癌痛	不建议使用	不建议使用
既往存在胃溃疡、胃肠道出血或穿孔	可使用，同时加强监护，比如监测凝血功能及血常规	不建议使用

续表

肿瘤患者自身条件	对乙酰氨基酚	布洛芬
合并心脑血管疾病	可使用	不建议使用
合并乙肝或丙肝等活动性肝病	不建议使用	可使用
正在接受放化疗或者正在服用具有骨髓抑制作用的靶向药	不要盲目服用解热镇痛药，应同时进行血常规监测，避免出现因粒细胞缺乏伴发热而导致严重感染。	

问题78：肿瘤患者合并病毒感染时，针对全身酸痛，有哪些药物可以选择？

出现全身酸痛时，可随餐服用对乙酰氨基酚或布洛芬等解热镇痛药，此外，保持良好的睡眠、充分饮水、保暖等有助于减轻疼痛症状。需注意的是，肿瘤患者若出现癌痛，部分镇痛药如依托考昔、塞来昔布等属于非甾体抗炎药，不可与感冒药同时服用，否则可能会引起肝、肾功能的损伤，甚至可能出现药物性白细胞减少等不良反应。

问题79：当肿瘤患者合并病毒感染时，针对咳嗽、咳痰，有哪些药物可以选择？

出现一般的轻度咳嗽可以不予治疗。若痰多或痰不易咳出，可选择溴己新、氨溴索、愈创甘油醚、乙酰半胱氨酸、桉柠蒎、羧甲司坦、福多司坦、氨溴特罗等，需按药品说明书服用或咨询医生。若是干咳无痰，则可服用右美沙芬、福尔可定等，也可进行雾化治疗。如果咳嗽严重，影响了日常工作或睡眠，有严重胸痛或出现胸闷、憋气，血氧饱和度≤93%，或咳嗽持续3周以上，建议去医院就诊。

问题80：当肿瘤患者合并病毒感染时，针对咽干、咽痛，有哪些药物可以选择？

出现咽干、咽痛时，首先以多饮水为基础，非糖尿病患者可饮蜂蜜水。其次，可使用地喹氯铵、六神丸、清咽滴丸、疏风解毒胶囊、西吡氯铵、华素片、西帕依清咽滴丸等。也可口含低温食物，如冷藏的软水果、冰淇淋、冰水等。薄荷油滴鼻可缓解鼻咽部疼痛。此外，环境温度和湿度适宜，也对缓解咽痛有利，不建议吸烟。如果剧烈疼痛持续、影响呼吸、完全无法进食，警惕会厌炎，建议患者去医院就诊。

问题81：当肿瘤患者合并病毒感染时，针对失眠，有哪些药物可以选择？

若正在服用奈玛特韦片/利托那韦片，出现失眠时，可选用劳拉西泮；建议停用唑吡坦、佐匹克隆；禁止选用艾司唑仑、地西泮。

唑吡坦主要通过CYP3A4代谢，其次通过CYP2C9和CYP1A2代谢；佐匹克隆主要通过CYP3A4代谢，较少通过CYP2C8代谢。由于奈玛特韦片/利托那韦片对CYP3A4有抑制作用，可能会导致唑吡坦和佐匹克隆的血液浓度升高，唑吡坦和佐匹克隆的暴露量增加。预计奈玛特韦片/利托那韦片对CYP3A4抑制作用在停药3天后基本消失。

艾司唑仑主要通过CYP3A4代谢，其主要代谢产物是4-羟他唑仑。地西泮在肝脏中由CYP2C9、CYP2C10、CYP2C19、CYP3A4催化代谢，奈玛特韦片/利托那韦片可能会增加艾司唑仑、地西泮的暴露，增加极度镇静和呼吸抑制的风险。若决定在奈玛特韦片/利托那韦片治疗期间停用艾司唑仑，则应在奈玛特韦片/利托那韦片末次给药后3天恢复使用艾司唑仑。

问题82：当肿瘤患者合并病毒感染时，针对鼻塞、流鼻涕，有哪些药物可以选择？

轻度鼻塞、流鼻涕等症状会逐渐自行缓解。如果出现症状较重的鼻塞，可使用鼻喷减充血剂（羟甲唑林、赛洛唑啉等）；也可选择鼻喷糖皮质激素（布地奈德、糠酸莫米松、丙酸氟替卡松等），注意应短期使用，通常不超过10天，长期使用会造成药物性鼻炎等不良反应。需注意的是，如果用药1周后鼻塞仍未缓解，反而出现流黄脓涕、颌面部及眼眶周围胀痛、牙齿胀痛等现象，警惕急性细菌性鼻窦炎发生，应及时至耳鼻喉科就诊。

出现流鼻涕，可选择氯苯那敏、氯雷他定、西替利嗪等药物，需按药品说明书服用或咨询医生。

问题83：对症药物的食物、药物相互作用都有哪些？有哪些用药注意事项？

当肿瘤患者合并病毒感染，出现了发热、全身酸痛、咳嗽、咳痰、咽干、咽痛、鼻塞、流鼻涕等症状，需要对症用药处理时，有以下几点需要注意：

（1）在用药前，仔细阅读药品说明书，对于药品用法、用量、用药禁忌、注意事项等，严格遵守药品说明书；有相同成分或功效的药物不能叠加使用，如果正在服用其他治疗药品，建议咨询药师或医生。

（2）出现发热、全身酸痛时，常用布洛芬和对乙酰氨基酚。布洛芬属于芳基丙酸类非甾体抗炎药，可解热镇痛消炎，用于解热镇痛时，早晚各吃一片，1小时左右起效。布洛芬较易吸收，对胃肠道有刺激，可随餐服用。具体用药剂量参考药品说明书。

对乙酰氨基酚属于苯胺类非甾体抗炎药，有较好的解热镇痛作用，抗炎效果较弱，对胃肠道刺激较小，30～60分钟起效。需注意的是，超剂量使用对乙酰氨基酚可引起严重肝损伤。具体用药剂量参考药品说明书。

（3）出现鼻塞、流鼻涕时，复方氨酚烷胺、复方氨咖黄敏、复方氨酚甲麻等药物是多种成分的复方制剂，含有对乙酰氨基酚、盐酸金刚烷胺、马来酸氯苯那敏、咖啡因等成分，如果已经服用过布洛芬或对乙酰氨基酚等退烧药，则不要重复使用，以免药物过量造成严重毒性反应。

（4）北京市卫生健康委员会发布的《新冠病毒感染者用药目录（第一版）》中，还有较多中成药可选择，可清热解毒、疏风解表，建议根据患者的症状对症用药。清热解毒中成药大多由寒性药物组成，易伤脾胃，在服药期间，应注意选择易消化、营养丰富的食物。

（5）伴随癌痛的肿瘤患者，若正在服用奈玛特韦片/利托那韦片，建议停用曲马多、羟考酮、吗啡、芬太尼等镇痛药，可选用对乙酰氨基酚、布洛芬、双氯芬酸钠、塞来昔布、丁丙诺啡、可待因进行镇痛。对乙酰氨基酚和布洛芬使用注意事项见表20。

中成药篇

问题84：当肿瘤患者合并病毒感染时，与西药相比，中成药更安全吗？

肿瘤患者合并病毒感染时，中成药是否比西药安全尚无结论，需要注意的是：

肿瘤患者自身免疫力较低，且大部分患者在经手术、放化疗、靶向免疫治疗等综合治疗后，常伴随白细胞减少、血小板下降等相关不良反应，这进一步导致肿瘤患者免疫力低下，因此肿瘤患者是病毒感染的易感群体。

因此，肿瘤患者一旦感染病毒性肺炎，病程进展快，病情重，死亡率更高，需及时进行药物干预。《中国专家共识（2022版）》中也提到实体恶性肿瘤患者病毒感染风险、感染后的重症及死亡率均高于正常人群。

问题85：当肿瘤患者合并病毒感染时，可以选择哪些中成药？有哪些用药注意事项？

肿瘤患者感染病毒，如果出现咳嗽症状，建议使用复方鲜竹沥液、急支糖浆等；如果出现痰多、咳痰费力症状建议使用急支糖浆、复方鲜竹沥液等；如果咽痛、咽干症状明显，建议使用金嗓子喉片、西瓜霜含片等。

需要注意，不要过度用药，尤其不能将中药、西药随意混着服用。有些中成药中含有西药成分，混着服用可能导致同种药效成分剂量超标，造成肝、肾功能损伤，甚至危及生命，因此若症状复杂，服用药物较多，在对症处理前建议先咨询一下医生或药师。

问题86：当肿瘤患者合并病毒感染时，如何辨证论治，对证使用中成药？

根据国家诊疗方案，不同阶段推荐使用的中成药有所不同：

1）医学观察期

（1）临床表现。乏力伴胃肠不适。推荐中成药：藿香正气胶囊（丸、水、口服液）。临床表现：乏力伴发热。推荐中成药：金花清感颗粒、连花清瘟胶囊（颗粒）、疏风解毒胶囊（颗粒）。

2）临床治疗期（确诊病例）

（1）轻型

湿热蕴肺证：临床表现为低热或不发热，微恶寒，乏力，头身困重，肌肉酸痛，干咳痰少，咽痛，口干不欲多饮，或伴有胸闷脘痞，无汗或汗出不畅，或见呕恶纳呆，便溏或大便黏滞不爽。舌淡红，苔白厚腻或薄黄，脉滑数或濡。推荐中成药：金花清感颗粒、连花清瘟胶囊（颗粒）。

疫毒夹燥证：临床表现为恶寒，发热，肌肉酸痛，流涕，干咳，咽痛，咽痒，口干、咽干，便秘。舌淡、少津，苔薄白或干，脉浮紧。推荐中成药：金花清感颗粒、连花清瘟胶囊（颗粒）。

（2）中型

湿毒郁肺证：临床表现为发热，咳嗽痰少，或有黄痰，憋闷气促，腹胀，便秘。舌质暗红，舌体胖，苔黄腻或黄燥，脉滑数或弦滑。推荐中成药：宣肺败毒颗粒。

（3）重型

疫毒闭肺证：临床表现为发热面红，咳嗽，痰黄黏少，或痰中带血，喘憋气促，疲乏倦怠，口干苦黏，恶心不食，大便不畅，小便短赤。舌红，苔黄腻，脉滑数。推荐中成药：化湿败毒颗粒。

气营两燔证：临床表现为大热烦渴，喘憋气促，谵语神昏，视物错瞀，或发斑疹，或吐血、衄血，或四肢抽搐。舌绛少苔或无苔，脉沉细数，或浮大而数。推荐中成药：喜炎平注射液、血必净注射液、热毒宁注射液、痰热清注射液、醒脑静注射液。中药注射剂可与中药汤剂联合使用。

（4）危重型

内闭外脱证：临床表现为呼吸困难、动辄气喘或需要机械通气，伴神昏，烦躁，汗出肢冷。舌紫暗，苔厚腻或燥，脉浮大无根。推荐中成药：血必净注射液、热毒宁注射液、痰热清注射液、醒脑静注射液、参附注射液、生脉注射液、参麦注射液。中药注射剂可与中药汤剂联合使用。

问题87：特殊人群（肝、肾功能不全者，老年人，儿童，妊娠妇女等）在使用中成药治疗病毒感染时有哪些注意事项？

用药前应仔细询问患者用药史和过敏史。对过敏体质者，有家族过敏史者，老人，儿童，肝、肾功能异常患者，初次使用中药注射剂的患者，既往有溶血（血胆红素轻度增高或尿胆原阳性）现象发生患者等特殊人群，应慎重使用并加强监测。婴幼儿用药严格参照说明书调整剂量，妊娠妇女禁用含有破血逐瘀功效组分、有毒中药组分的中成药。

问题88：中成药治疗病毒感染可有哪些不良反应？

可见头晕、胸闷、口干，恶心、呕吐、腹泻、胃部不适、烧心等胃肠道不良反应。偶见用药后肝功能异常、心悸或皮疹。注射剂不良反应以过敏反应和输液反应为主，全身性损害、皮肤及其附件损害、消化系统损害、呼吸系统损害、心血管系统一般损害等，表现为皮疹、瘙痒、寒战、颜面潮红、发热、发绀、呼吸困难、恶心、呕吐、心悸、胸闷、过敏性休克等。可有畏寒、头痛、乏力、血压升高、呼吸困难，眼睑红肿，口唇肿胀，眶周水肿、潮红，注射部位疼痛、红肿、麻木，皮疹，静脉炎等。可致体温过低，亦有个别患者引起过敏反应或汞毒性肾病。

中药篇

问题89：病毒感染国家通用基础防治方是什么？

目前国家《新型冠状病毒感染诊疗方案（试行第十版）》推荐的通用基础方为清肺排毒汤，适用于轻型，中型，重型，危重型病毒感染，结合患者情况规范使用。

具体为：麻黄9 g、炙甘草6 g、杏仁9 g、生石膏15～30 g（先煎）、桂枝9 g、泽泻9 g、猪苓9 g、白术9 g、茯苓15 g、柴胡16 g、黄芩6 g、姜半夏9 g、生姜9 g、紫菀9 g、款冬花9 g、射干9 g、细辛6 g、山药12 g、枳实6 g、陈皮6 g、广藿香9 g。

问题90：针对轻型病毒感染的国家防治方有哪些？

（1）疫毒束表证。葛根15 g、荆芥10 g、柴胡15 g、黄芩15 g、薄荷10 g、桂枝10 g、白芍10 g、金银花15 g、桔梗15 g、枳壳10 g、前胡15 g、川芎10 g、白芷10 g、甘草10 g。

（2）寒湿郁肺证。麻黄6 g、生石膏15 g、炒苦杏仁9 g、羌活15 g、葶苈子15 g、绵马贯众9 g、地龙15 g、徐长卿15 g、广藿香15 g、佩兰9 g、苍术15 g、茯苓45 g、白术30 g、焦麦芽9 g、焦山楂9 g、焦神曲9 g、厚朴15 g、焦槟榔9 g、草果9 g、生姜15 g。

（3）湿热蕴肺证。槟榔10 g、草果10 g、厚朴10 g、知母10 g、黄芩10 g、柴胡10 g、赤芍10 g、连翘15 g、青蒿10 g（后下）、苍术10 g、大青叶10 g、甘草5 g。

问题91：针对中型病毒感染的国家防治方有哪些？

（1）湿毒郁肺证。麻黄6 g、炒苦杏仁15 g、生石膏30 g、薏苡仁30 g、苍术10 g、广藿香15 g、青蒿12 g、虎杖20 g、马鞭草30 g、芦根30 g、葶苈子15 g、化橘红15 g、甘草10 g。

（2）寒湿阻肺证。苍术15 g、陈皮10 g、厚朴10 g、广藿香10 g、草果6 g、麻黄6 g、羌活10 g、生姜10 g、槟榔10 g。

（3）疫毒夹燥证。麻黄6 g、炒苦杏仁10 g、柴胡12 g、沙参15 g、麦冬15 g、玄参15 g、白芷10 g、羌活15 g、升麻8 g、桑叶15 g、黄芩10 g、桑白皮15 g、生石膏20 g。

问题92：针对重型病毒感染的国家防治方有哪些？

（1）疫毒闭肺证。麻黄6 g、炒苦杏仁9 g、生石膏15 g（先煎）、甘草3 g、广藿香10 g、厚朴10 g、苍术15 g、草果10 g、法半夏9 g、茯苓15 g、生大黄5 g（后下）、黄芪10 g、葶苈子10 g、赤芍10 g。

（2）气营两燔证。生石膏30～60 g（先煎）、知母30 g、生地30~ 60 g、水牛角30 g（先煎）、赤芍30 g、玄参30 g、连翘15 g、丹皮15 g、黄连6 g、竹叶12 g、葶苈子15 g、甘草6 g。

（3）阳气虚衰，疫毒侵肺证。淡附片10 g、干姜15 g、炙甘草20 g、金银花10 g、皂角刺10 g、五指毛桃（或黄芪）20 g、广藿香10 g、陈皮5 g。

问题93：针对危重型病毒感染的国家防治方有哪些？

人参15 g、黑附片10 g（先煎）、山茱萸15 g。送服苏合香丸或安宫牛黄丸。并随证加用大承气汤，瓜蒌薤白半夏汤，五苓散等方剂，或辅以对症治疗的中成药。

问题94：病毒感染地方防治方有哪些？

全国多地发布了病毒感染地方防治方，本书罗列了几个主要省（市）的防治方，供临床参考，具体见表21。

表21　部分省（市）的病毒感染防治方

省份	预防	治疗	康复
四川省	· 普通人群：荆芥10 g、防风10 g、紫苏叶10 g、陈皮10 g、炒白术10 g、炙甘草5 g · 体弱人群：荆芥10 g、防风10 g、紫苏叶10 g、陈皮10 g、炒白术10 g、黄芪10 g、炙甘草5 g · 儿童：荆芥5 g、防风5 g、紫苏叶5 g、陈皮5 g、炒白术5 g、炙甘草5 g、焦山楂5 g、神曲5 g	· 无症状及轻型：荆芥15 g、防风15 g、紫苏叶15 g、陈皮15 g、炒白术15 g、茯苓15 g、枳壳15 g、柴胡15 g、前胡15 g、炙甘草10 g（风寒夹湿患者）；桑叶15 g、菊花15 g、杏仁15 g、连翘30 g、薄荷15 g、桔梗30 g、生甘草15 g、芦根30 g、金银花30 g（风热夹湿患者） · 儿童无症状感染者及轻型患儿：荆芥10 g、防风10 g、紫苏叶10 g、陈皮10 g、炒白术10 g、茯苓10 g、枳壳15 g、柴胡10 g、前胡10 g、炙甘草5 g（风寒夹湿患者）；桑叶10 g、菊花5 g、杏仁5 g、连翘10 g、薄荷5 g、桔梗10 g、生甘草5 g、芦根10 g、金银花10 g、焦山楂10 g、神曲10 g（风热夹湿患者） · 住院患者可根据临床分型及患者证候特征选用清肺排毒汤、荆防藿朴夏苓汤、桑菊饮、银翘散、银翘藿朴夏苓汤、化湿败毒方等作为基础方进行药味增减	

续表

省份	预防	治疗	康复
重庆市	·普通人群：藿香9 g（后下）、炒白术9 g、防风6g、山银花12g（后下）、南沙参15 g、生黄芪9 g、陈皮6 g、生甘草3 g ·儿童：藿香4.5 g（后下）、金银花6 g、荆芥6 g、白扁豆6 g、南沙参9 g、山药6 g、陈皮3 g、生甘草2 g	·成人无症状感染者：柴苓汤加减 ·轻症及普通型：麻杏石甘汤合柴葛解肌汤或藿朴夏苓汤合桑杏汤加减 ·妊娠妇女及儿童无症状感染者可分别酌情使用成人及儿童预防方治疗 ·儿童普通型及轻型：银翘散合桑杏汤加减	·脾肺气虚证：黄芪六君子汤加减 ·气津两伤证：沙参麦冬汤加减
北京市	苍术6 g、桑叶3 g、紫苏叶6 g、金银花6 g、藿香6 g、荆芥3 g、生黄芪6 g	·成人轻型病例：银翘散加减 ·成人普通病例：化湿败毒方加减 ·成人重型病例：化湿败毒方加减 ·成人危重型病例：参附汤合生脉散冲服安宫牛黄丸 ·儿童轻型/普通型病例：麻杏石甘汤加减 ·儿童重型/危重型病例：宣白承气汤加减	·气阴两虚证：沙参麦门冬汤加减 ·肺肾不足证：六味地黄丸加减 ·肝脾不调证：逍遥散加减

续表

省份	预防	治疗	康复
上海市	·成人代茶饮：黄芪9 g、干芦根9 g、金银花5 g、紫苏叶3 g、广藿香3 g ·成人煎服方：生黄芪12 g、防风9 g、荆芥9 g、金银花9 g、板蓝根9 g、桔梗6 g、干芦根15 g、广藿香9 g、炒白术9 g、生甘草9 g ·儿童代茶饮：苍术3 g、金银花6 g、桔梗3 g、生甘草6 g、芦根9 g	·成人无症状：金银花9 g、荆芥9 g、生黄芪12 g、防风9 g、广藿香9 g（后下）、板蓝根9 g、桔梗6 g、芦根15 g、炒白术9 g、生甘草9 g ·成人轻型/普通型：金银花12 g、荆芥9 g、连翘9 g、炙麻黄6 g、苦杏仁9 g、生石膏30 g（先煎）、柴胡9 g、黄芩9 g、野荞麦根18 g、板蓝根9 g、薄荷6 g（后下）、芦根15 g、广藿香9 g、生薏苡仁15 g、丹皮9 g、生甘草9 g ·老年普通型：生黄芪15 g、生晒参10 g（或西洋参10 g）、荆芥9 g、苍术15 g、广藿香9 g、金银花15 g、虎杖20、芦根30 g、丹皮9 g、生甘草9 g ·老年重型/危重型：炙麻黄10 g、苦杏仁10 g、生石膏30~90 g（先煎）、金银花20 g、知母10 g、浙贝母15 g、全瓜蒌30 g、葶苈子15 g、赤芍15 g、玄参20 g、生地30 g、生大黄6~9 g（后下） ·儿童无症状：柴胡6 g、黄芩9 g、紫苏叶6 g、金银花9 g、太子参9 g、藿香9 g、苍术6 g、芦根9 g、生甘草6 g ·儿童轻型/普通型：炙麻黄6 g、苦杏仁9 g、紫苏子9 g、莱菔子9 g、黄芩9 g、金银花9 g、前胡9 g、芦根9 g、山楂9 g、生甘草6 g	·益气养阴，健脾和中，清热祛湿：人参5 g、麦冬10 g、五味子3 g、茯苓12 g、清半夏10 g、玄参10 g、麸炒苍术10 g、陈皮10 g、甘草3 g、柴胡6 g、升麻6 g、薏苡仁15 g、黄芩12 g、马鞭草15 g、芦根20 g、淡竹叶2 g ·健脾益肺，补肾纳气，固本培元：党参15 g、当归9 g、茯苓12 g、砂仁6 g、陈皮9 g、熟地12 g、麦冬9 g、淮山药15 g、山萸肉9 g、甘草6 g ·儿童：黄芪6 g、白术6 g、防风6 g、金银花6 g、玄参6 g、芦根9 g、生甘草6 g、炒麦芽10 g

续表

省份	预防	治疗	康复
广东省	·粤抗2号：桑叶10 g、芦根15 g、薏苡仁20 g、桔梗10 g、五爪龙20 g、薄荷5 g（后下）、银花6 g	·风寒解毒方：麻黄5 g、防风10 g、羌活15 g、紫苏叶15 g、白芷5 g、北杏10 g、桔梗10 g、紫菀15 g、前胡15 g ·风热解毒方：桑叶10 g、防风10 g、玄参15 g、连翘15 g、桔梗10 g、芦根15 g、太子参20 g、甘草5 g ·祛湿解毒方：柴胡15 g、威灵仙15 g、藿香15 g、生薏苡仁30 g、紫苏梗15 g、紫苏叶15 g、苍术10 g ·清热解毒方：柴胡20 g、黄芩15 g、连翘15 g、藿香15 g、石膏30 g、杏仁10 g、甘草5 g、生薏苡仁30 g、桔梗10 g ·老年人群扶正解毒方：淡附片10 g、干姜15 g、五指毛桃20 g、皂角刺15 g、金银花15 g、广藿香15 g、陈皮5 g、炙甘草20 g ·儿童健儿解毒方：麻黄4 g、生石膏12 g、杏仁5 g、生甘草5 g、藿香9 g、生薏苡仁15 g、芦根10 g、桔梗6 g、连翘9 g、生山楂10 g ·儿童健儿散寒方：白芷5 g、藿香6 g、柴胡10 g、紫苏叶6 g、桂枝4 g、麻黄2 g、石膏15 g、前胡6 g、甘草4 g	根据证候特征选择： ·参苓白术散加减 ·射干麻黄汤加减 ·甘麦大枣汤加减 ·孔圣枕中丹合开心散加减

续表

省份	预防	治疗	康复
福建省	·成人：生黄芪15 g、白术9 g、防风6 g、太子参15 g、芦根9 g、藿香9 g、甘草3 g、金银花9 g、虎杖12 g ·儿童：黄芪9 g、白术6 g、防风3 g、神曲6 g、陈皮3 g	1.无症状感染者 ·成人：生黄芪15 g、白术9 g、防风6 g、太子参15 g、芦根9 g、大青叶12 g、马鞭草15 g、藿香9 g、甘草3 g、金银花9 g、虎杖12 g ·儿童：香附6 g、紫苏叶6 g、陈皮6 g、炙甘草3 g、神曲9 g、麦芽9 g、防风3 g、大枣6 g 2.轻型 ·邪热犯卫：银翘散加马鞭草、虎杖 ·邪热犯卫夹湿：银翘散加藿香、佩兰 ·邪热伤津，肺气不利：麻荆止咳颗粒（福建省第二人民医院院内制剂） ·儿童推荐方：香附6 g、紫苏叶6 g、陈皮6 g、甘草3 g、神曲9 g、麦芽9 g、防风3 g、薄荷6 g、银花6 g、莱菔子6 g、竹茹6 g	·肺脾气虚：六君子汤加减 ·气阴两虚：生脉散加减 ·儿童推荐方：茯苓9 g、白术9 g、太子参9 g、甘草3 g、陈皮6 g、姜半夏3 g、芦根9 g、莱菔子3 g

问题95：病毒感染中药防治方的用药时机和适用人群有无区别？

疫情暴发以来，中医、中药在疾病的预防、治疗、康复全过程中发挥了重要的作用，中医防治讲究辨证论治、三因制宜，根据患者的体质、性别、年龄等不同，以及季节、地域差异制定适宜的治疗方法。老年人生机减退，气血亏虚，患病多虚证，治疗虚证宜补，有实邪的攻邪要慎重，用药宜轻；小儿生机旺盛，但气血未充，病情变化较快，故治小儿病，忌投峻攻，少用补益，用药量宜轻。不同人群体质有强弱与寒热之偏，阳盛或阴虚之体，慎用温热之剂；阳虚或阴盛之体，慎用寒凉伤阳之药，体质不同，治疗用药常不同。

我国地域辽阔，不同地区气候环境，人群体质差异大，西北地区气候严寒，人们腠理多致密，如病毒流行正值冬季，气温较低，多见表寒里热证，以发热，怕冷，肩颈背部怕风，肌肉酸紧痛为辨证要点，少有汗出，国家推荐处方为葛根汤随症加减。东南地区气候温热，人们腠理多疏松，多见表虚里寒证，以发热、咽痛、口渴、脉浮数、微恶风寒为辨证要点，国家推荐处方为银翘散随症加减。肿瘤患者机体正气不足，邪气偏盛，体质虚弱，在选用防治方案时应在协定处方的基础上，配合增加调理内脏的扶正祛邪药物，同时结合患者体质、年龄、地区气候、地理差异等多种因素，随症加减，充分发挥中医“辨证施治，一人一方”的个体化治疗理念。

问题96：对于老年患者，在使用病毒感染防治方时有哪些注意事项？

老年人的用药原则是早期干预、全程干预，及时阻断疾病向重症发展，以发热为主的选用清热解毒方，以寒湿为主的选用驱寒祛湿解毒方，以气喘胸闷为主的选用宣肺平喘解毒方，以胃肠道症状为主的选用化湿和胃解毒方，并注意全程扶正，重用西洋参、太子参等补气药。

问题97：对于儿童患者，在使用病毒感染防治方时有哪些注意事项？

小儿脏腑娇嫩，易虚易实，易寒易热，易于受到疫毒侵袭，出现肺卫受损，甚则心肝受累。发生疾病易于康复，但也易于传变发展，疾病过程中有虚、寒、湿、热、毒等病机变化，中医药治疗原则为早防、早诊、早治，并密切关注病情发展变化，根据病机变化及时调整治疗方案。

问题98：对于妊娠妇女，在使用病毒感染防治方时有哪些注意事项？

对于感染病毒的妊娠妇女，可中西医结合治病安胎，扶正祛邪，充分发挥两种医学的优势。对于轻型病毒感染妊娠妇女，治疗原则为“表里双解，清热解毒，养血安胎”。治疗时尽可能规避妊娠禁忌药物的使用（有毒药物川乌、附子等；破血药物三棱、莪术等），如病情需要，按照“有故无殒，亦无殒也”的原则，在患者知情同意后方可应用，严格掌握用药剂量及时间，中病即止，治疗中密切监测母体病情变化及胎儿情况。同时可辅以刮痧、穴位按摩、推拿等中医非药物治疗改善症状。

问题99：对于慢性肾功能不全患者，在使用病毒感染

防治方时有哪些注意事项？

宜益气温阳，活血通腑。重用黄芪30~90 g，可在基础方上选择加用：炮附子12 g、柴胡12 g、葛根15 g、川芎12 g、僵蚕12 g、益母草30 g、丹参30 g、制大黄9 g（后下）。

问题100：对于慢性心功能不全患者，在使用病毒感染防治方时有哪些注意事项？

宜益气温阳，活血利水。可在基础方上选择加用：人参15 g、制附子15 g、桂枝12 g、茯苓30 g、猪苓30 g、泽泻15 g、益母草30 g、丹参30 g。

问题101：对于有脑血管疾病后遗症者，在使用病毒感染防治方时有哪些注意事项？

宜补气活血通络。可在基础方上加用补阳还五汤、血府逐瘀汤、通窍活血汤及大活络丹中的核心药味。

问题102：病毒感染的中医药防治可以和抗肿瘤治疗同时进行吗？

不建议病毒感染的中医药防治与抗肿瘤治疗同时进行。

肿瘤患者通常存在免疫功能受损，与正常人相比更容易感染病毒，重症发生率更高。如果患者正好处在癌症发展较快的阶段，此时需要根据病情评估是否立即继续抗肿瘤治疗；如未处于肿瘤快速发展期，抗肿瘤治疗和中医药防治同时进行，可能不利于快速恢复，且中药多途径，多靶点的治疗特性容易出现药物相互作用，可以选择延期抗肿瘤治疗，根据《中国专家共识（2022版）》：病毒感染的肿瘤患者在相关症状完全缓解，病毒核酸检测阴性（连续2次，间隔24小时）后，可考虑重启抗肿瘤治疗。此外，肿瘤患者除了应用药物手段进行中医药防治外，还可结合中医情志疗法，穴位按摩，耳穴贴压等非药物治疗加快体能恢复。

问题103：病毒感染防治方可以和抗病毒药物联合使用吗？

不建议将病毒感染防治方与抗病毒药物（奈玛特韦片/利托那韦片、阿兹夫定片、莫诺拉韦胶囊）联合使用。

利托那韦为HIV-1蛋白酶抑制剂和CYP3A4抑制剂，可以抑制CYP3A4介导的奈玛特韦代谢，升高奈玛特韦血药浓度，增强奈玛特韦对病毒主要蛋白酶的抑制作用，阻止病毒复制，协同增强其抗病毒活性。阿兹夫定为P-gp底物及弱效P-gp诱导剂，若中药处方中含有对CYP3A4或P-gp有明显抑制或诱导作用的活性成分，应警惕药物相互作用，调整治疗方案。例如贯叶连翘的有效成分金丝桃素能诱导CYP3A4活性，人参中的人参皂苷F1/Rh1、五味子中的木脂素类能抑制CYP3A4活性，黄连中的黄连素、莪术中的姜黄素能抑制P-gp的活性等。此外，阿兹夫定常见不良反应为肝功能异常，研究报道部分中药可引起药源性肝损伤，包括何首乌、白鲜皮、淫羊藿、补骨脂、土三七、雷公藤等，和上述中药联合使用时可能加重药物不良反应。由于中药活性成分复杂，对CYP3A4、P-gp调控机制及药源性肝损伤机制的研究尚存在一定的争议，出于用药安全性的考虑，不建议将病毒感染防治方与奈玛特韦片/利托那韦片、阿兹夫定片等联合使用。莫诺拉韦胶囊通过诱导病毒RNA进行错误复制发挥抗病毒作用，不影响药物代谢酶活性，目前尚无证据显示与中药的相互作用。

问题104：病毒感染防治方可以和解热镇痛药联合使用吗？

从针对感染人群的研究和临床观察来看，病毒感染防治方可与解热镇痛药联合使用，两者联合使用能起到互补作用，快速、持久地解决病毒感染者的发热、咳嗽、咽喉疼痛、声音嘶哑、骨节酸痛等症状。目前未见病毒感染防治方和解热镇痛药之间不良反应的相关文献报道，联合用药时建议中药和西药的服用间隔为至少一个小时。

问题105：病毒感染防治方可以和连花清瘟胶囊（颗粒）等中成药联合使用吗？

中药汤剂和中成药是否可以联合使用由药物的成分决定，药物的成分不存在配伍禁忌，且药效起到互补作用则可以一起服用。若两种药物药效相同，联合使用可能出现同种药材用量的叠加，存在用药风险。若患者服用的中药汤剂和中成药中的组分有配伍禁忌，联合使用可能会发生药物相互作用，导致药物的药效减弱或者抵消，引发恶心、呕吐、腹泻等不良反应，不建议联合使用。

问题106：病毒感染防治中药汤剂熬制注意事项有哪些？

（1）煎药用具。尽量使用化学性质稳定的砂锅、砂罐，其次可用白色搪瓷器皿或不锈钢器具，忌用铁、铝、铜器等金属器具。以免药效成分发生变化而影响疗效。

（2）煎药用水。应使用符合国家卫生标准的饮用水，以冷水为宜。

（3）煎药方法。待煎药材应先行浸泡，浸泡时间一般为30分钟，加水量以水面高出药面2 ~ 3 cm为宜。煎煮药材一般先用武火煮沸，再用文火保持微沸，以免药汁溢出。一般药材煮沸后再煎煮20 ~ 30分钟即可。

（4）煎药次数。每剂药一般煎煮两次，将两煎药汁混合均匀后再分次服用。

（5）趁热滤汁。药材煎煮好后，应趁热滤取药汁，以防药液温度降低，有效成分因溶解度降低而沉淀析出，影响疗效。

（6）特殊煎法。①先煎：矿石类、贝壳类及其他质坚的药材，有效成分不易煎出，应先煎30分钟左右再纳入其他药材同煎，川乌、附子等有毒药材应先煎以减轻毒性。②后下：药材的有效成分在煎煮时容易挥发（薄荷、藿香等）或破坏（大黄等）而不耐煎煮者，应当在第一煎药物起锅前5 ~ 10分钟，投入同煎（煎前需浸泡30分钟）。③包煎：花粉、细小种子及研末的矿石类药材，宜用纱布或薄布包裹后，再放入锅中煎煮，如辛夷花、蒲黄等。④另煎：西洋参等贵重药材宜另煎，以免有效成分被药渣吸附造成浪费。⑤烊化：对胶质、黏性大且易融的药物，宜另行烊化。⑥煎药量：每日1剂，每剂水煎450 mL（儿童酌减）；每日3次温服，成人一次150 mL，7岁以上儿童一次100 mL，7岁及以下儿童一次50 mL。或遵医嘱。

问题107：病毒感染防治中药汤剂及中药免煎颗粒剂如何保存？

（1）自行煎煮。若患者自行煎煮，一般不建议服用隔夜的中药汤剂，建议一日一副，放置冰箱冷藏不宜超过3天。

（2）煎药机代煎。中药代煎剂最佳保存条件是4～6 ℃冷藏保存，最适宜的存放时间是21天以内，20 ℃常温保存最长存放时间为14天。研究数据显示冷冻会造成代煎液沉淀大量增多，高温会使药液pH值明显变化，因此冷冻和高温都不适合作为代煎剂的存放条件。

（3）中药免煎颗粒剂。放在阴凉干燥处保存即可，不可放置冰箱，冰箱湿度高易受潮，打开密封包装后应及时服用，否则易受潮结块，影响药效。

问题108：病毒感染防治中药汤剂及中药免煎颗粒剂服用注意事项有哪些？

（1）服药时间。病毒感染防治方多为走表透邪之药，推荐午前服用，利于发汗解表，同时食物会对中药的吸收产生影响，饭前服药有利于药物进入胃肠道吸收，对胃肠道有刺激的汤剂或患有消化系统疾病者宜饭后用药。

（2）饮食。服药期间忌生冷，辛辣，牛羊肉及海鲜等，若有不适，应立即停止服用中药。

（3）作息。服药期间忌熬夜，作息应规律。

参考文献

［1］王雪艳. 公立医院短缺药品因素分析以及应对策略［J］. 中国合理用药探索, 2021, 18(9): 11-14.

［2］张竞文, 胡欣, 赵紫楠, 等. 新冠病毒治疗药物奈玛特韦片/利托那韦片的作用机制和临床研究情况［J］. 中国药学杂志, 2022, 57(10): 845-850.

［3］邓锦满, 徐永祥, 何瑞荣. 我院药学科普精准推送平台建设的实践与体会［J］. 海峡药学, 2022, 34(7): 155-158.

［4］赵荣生, 杨毅恒, 杨丽, 等. 新型冠状病毒感染: 医院药学工作指导与防控策略专家共识［J］. 中国药学杂志, 2020, 55(4): 268-277.

［5］SHARAFELDIN N, BATES B, SONG Q, et al. Outcomes of COVID-19 in Patients With Cancer: Report From the National COVID Cohort Collaborative(N3C)［J］. J Clin Oncol, 2021, 39(20): 2232-2246.

［6］KHOURY E, NEVITT S, MADSEN W R, et al. Differences in Outcomes and Factors Associated With Mortality Among Patients With SARS-CoV-2 Infection and Cancer Compared With Those Without Cancer: A Systematic Review and Meta-analysis［J］. JAMA Netw Open, 2022, 5(5): 1-30.

［7］GRIVAS P, KHAKI A R, WISE-DRAPER T M, et al.

Association of clinical factors and recent anticancer therapy with COVID-19 severity among patients with cancer: a report from the COVID-19 and Cancer Consortium [J]. Ann Oncol, 2021, 32(6): 787-800.

[8] ROBILOTTI E V, BABADY N E, MEAD P A, et al. Determinants of COVID-19 disease severity in patients with cancer [J]. Nat Med, 2020, 26(8): 1218-1223.

[9] LEE L Y, CAZIER J B, ANGELIS V, et al. COVID-19 mortality in patients with cancer on chemotherapy or other anticancer treatments: a prospective cohort study [J]. Lancet, 2020, 395(10241): 1919-1926.

[10] FILLMORE N R, LA J, SZALAT R E, et al. Prevalence and Outcome of COVID-19 Infection in Cancer Patients: A National Veterans Affairs Study [J]. J Natl Cancer Inst, 2021, 113(6): 691-698.

[11] VÁRNAI C, PALLES C, ARNOLD R, et al. Mortality Among Adults With Cancer Undergoing Chemotherapy or Immunotherapy and Infected With COVID-19 [J]. JAMA Netw Open, 2022, 5(2): 1-18.

[12] ZHANG A W, MORJARIA S, KALTSAS A, et al. The Effect of Neutropenia and Filgrastim(G-CSF) on Cancer Patients With Coronavirus Disease 2019(COVID-19) Infection [J]. Clin Infect Dis, 2022, 74(4): 567-574.

[13] CURIGLIANO G, BANERJEE S, CERVANTES A, et al. Managing cancer patients during the COVID-19 pandemic: an ESMO multidisciplinary expert consensus [J]. Ann

Oncol, 2020, 31(10): 1320-1335.

［14］DE AZAMBUJA E, TRAPANI D, LOIBL S, et al. ESMO management and treatment adapted recommendations in the COVID-19 era: breast cancer［J］. ESMO Open, 2020, 5(Suppl 3): 1-12.

［15］GARASSINO M C, WHISENANT J G, HUANG L C, et al. COVID-19 in patients with thoracic malignancies(TERAVOLT): first results of an international, registry-based, cohort study［J］. Lancet Oncol, 2020, 21(7): 914-922.

［16］ESPINAR J B, TORRI V, WHISENANT J, et al. LBA75 Defining COVID-19 outcomes in thoracic cancer patients: TERAVOLT(Thoracic cancERs international coVid 19 cOLlaboraTion)［J］. Ann Oncol, 2020, 31: S1204-S1205.

［17］LUO J, RIZVI H, PREESHAGUL I R, et al. COVID-19 in patients with lung cancer［J］. Ann Oncol, 2020, 31(10): 1386-1396.

［18］GROTHEY A, SOBRERO A F, SHIELDS A F, et al. Duration of Adjuvant Chemotherapy for Stage Ⅲ Colon Cancer［J］. N Engl J Med, 2018, 378(13): 1177-1188.

［19］SOBRERO A, LONARDI S, ROSATI G, et al. FOLFOX or CAPOX in Stage Ⅱ to Ⅲ Colon Cancer: Efficacy Results of the Italian Three or Six Colon Adjuvant Trial［J］. J Clin Oncol, 2018, 36(15): 1478-1485.

［20］BRAJCICH B C, BENSON A B, GANTT G, et al. Management of colorectal cancer during the COVID-

19 pandemic: Recommendations from a statewide multidisciplinary cancer collaborative［J］. J Surg Oncol, 2022, 125(4): 560-563.

［21］AYHAN M, LAÇIN Ş, ÖZYÜKSELER D T, et al. Does systemic anti-tumor therapy increase COVID-19 risk in patients with cancer?［J］. J Oncol Pharm Pract, 2021, 27(6): 1461-1467.

［22］ALLEGREZZA M J, CONEJO-GARCIA J R. Targeted Therapy and Immunosuppression in the Tumor Microenvironment［J］. Trends Cancer, 2017, 3(1): 19-27.

［23］AVCHACIOV K, BURMISTROVA O, FEDICHEV P. AI for the repurposing of approved or investigational drugs against COVID-19［EB/OL］. https://www.researchgate.net/publication/339998830_AI_for_the_repurposing_of_approved_or_investigational_drugs_against_COVID-19.

［24］ZHOU Y, HOU Y, SHEN J, et al. Network-based drug repurposing for novel coronavirus 2019-nCoV/SARS-CoV-2［J］. Cell Discov, 2020, 6: 14.

［25］STEBBING J, PHELAN A, GRIFFIN I, et al. COVID-19: combining antiviral and anti-inflammatory treatments［J］. Lancet Infect Dis, 2020, 20(4): 400-402.

［26］PANG J, XU F, AONDIO G, et al. Efficacy and tolerability of bevacizumab in patients with severe Covid-19［J］. Nat Commun, 2021, 12(1): 1-10.

［27］中国抗癌协会肿瘤支持治疗专业委员会, 中国抗癌协会肿瘤临床化疗专业委员会. 新型冠状病毒肺炎疫情期间

实体肿瘤患者防护和诊治管理相关问题中国专家共识(2022版)［J］. 中华肿瘤杂志, 2022, 44(10): 1083-1090.

［28］National Comprehensive Cancer Network. NCCN Clinical Practice Guidelines in Oncology: Prevention and Treatment of Cancer-Related Infections (Version 3.2022)［S/OL］.［2023-01-07］. https://www.nccn.org.

［29］LEVAVI H, LANCMAN G, GABRILOVE J. Impact of rituximab on COVID-19 outcomes［J］. Ann Hematol, 2021, 100(11): 2805-2812.

［30］孙惠川, 杨欣荣, 颜志平, 等. 新型冠状病毒肺炎疫情期间肝癌患者全程管理专家指导意见［J］. 中华消化外科杂志, 2022, 21(5): 557-563.

［31］SCHNEEWEISS A, CHIA S, HICKISH T, et al. Pertuzumab plus trastuzumab in combination with standard neoadjuvant anthracycline-containing and anthracycline-free chemotherapy regimens in patients with *HER2*-positive early breast cancer: a randomized phase Ⅱ cardiac safety study(TRYPHAENA)［J］. Ann Oncol, 2013, 24(9): 2278-2284.

［32］PONDÉ N, AMEYE L, LAMBERTINI M, et al. Trastuzumab emtansine(T-DM1)-associated cardiotoxicity: Pooled analysis in advanced *HER2*-positive breast cancer［J］. Eur J Cancer, 2020, 126: 65-73.

［33］PEREZ E A, KOEHLER M, BYRNE J, et al. Cardiac safety of lapatinib: pooled analysis of 3689 patients enrolled in clinical trials［J］. Mayo Clin Proc, 2008,

83(6): 679-686.

[34] GHATALIA P, MORGAN C J, JE Y, et al. Congestive heart failure with vascular endothelial growth factor receptor tyrosine kinase inhibitors [J]. Crit Rev Oncol Hematol, 2015, 94(2): 228-237.

[35] ABDEL-QADIR H, ETHIER J L, LEE D S, et al. Cardiovascular toxicity of angiogenesis inhibitors in treatment of malignancy: A systematic review and meta-analysis [J]. Cancer Treat Rev, 2017, 53: 120-127.

[36] HAPANI S, SHER A, CHU D, et al. Increased risk of serious hemorrhage with bevacizumab in cancer patients: a meta-analysis [J]. Oncology, 2010, 79(1/2): 27-38.

[37] LYON A R, LÓPEZ-FERNÁNDEZ T, COUCH L S, et al. 2022 ESC Guidelines on cardio-oncology developed in collaboration with the European Hematology Association(EHA), the European Society for Therapeutic Radiology and Oncology(ESTRO) and the International Cardio-Oncology Society(IC-OS) [J]. Eur Heart J, 2022, 43(41): 4229-4361.

[38] TOTZECK M, MINCU R I, MROTZEK S, et al. Cardiovascular diseases in patients receiving small molecules with anti-vascular endothelial growth factor activity: A meta-analysis of approximately 29,000 cancer patients [J]. Eur J Prev Cardiol, 2018, 25(5): 482-494.

[39] FLAHERTY K T, ROBERT C, HERSEY P, et al. Improved survival with MEK inhibition in BRAF-mutated

melanoma [J] . N Engl J Med, 2012, 367(2): 107-114.

[40] KUDOH S, KATO H, NISHIWAKI Y, et al. Interstitial lung disease in Japanese patients with lung cancer: a cohort and nested case-control study [J] . Am J Respir Crit Care Med, 2008, 177(12): 1348-1357.

[41] TAKANO T, OHE Y, KUSUMOTO M, et al. Risk factors for interstitial lung disease and predictive factors for tumor response in patients with advanced non-small cell lung cancer treated with gefitinib [J] . Lung Cancer, 2004, 45(1): 93-104.

[42] YOKOYAMA T, MIYAZAWA K, KURAKAWA E, et al. Interstitial pneumonia induced by imatinib mesylate: pathologic study demonstrates alveolar destruction and fibrosis with eosinophilic infiltration [J] . Leukemia, 2004, 18(3): 645-646.

[43] ROSADO M F, DONNA E, AHN Y S. Challenging problems in advanced malignancy: Case 3. Imatinib mesylate-induced interstitial pneumonitis [J] . J Clin Oncol, 2003, 21(16): 3171-3173.

[44] GAMBICHLER T, REUTHER J, SCHEEL C H, et al. On the use of immune checkpoint inhibitors in patients with viral infections including COVID-19 [J] . J Immunother Cancer, 2020, 8(2): 1-9.

[45] HASHIMOTO M, KAMPHORST A O, IM S J, et al. CD8 T cell exhaustion in chronic infection and cancer: opportunities for interventions [J] . Annu Rev Med,

2018, 69: 301-318.

[46] BERSANELLI M, BUTI S, DE GIORGI U, et al. State of the art about influenza vaccination for advanced cancer patients receiving immune checkpoint inhibitors: when common sense is not enough [J] . Crit Rev Oncol Hematol, 2019, 139: 87-90.

[47] DIAO B, WANG C, TAN Y, et al. Reduction and functional exhaustion of T cells in patients with coronavirus disease 2019(COVID-19) [J] . Front Immunol, 2020, 11: 1-7.

[48] KATTAN J, KATTAN C, ASSI T. Do checkpoint inhibitors compromise the cancer patients' immunity and increase the vulnerability to COVID-19 infection? [J] . Immunotherapy, 2020, 12(6): 351-354.

[49] RASSY E, KHOURY-ABBOUD R M, IBRAHIM N, et al. What the oncologist needs to know about COVID-19 infection in cancer patients [J] . Future Oncol, 2020, 16(17): 1153-1156.

[50] LORETELLI C, ABDELSALAM A, D'ADDIO F, et al. PD-1 blockade counteracts post-COVID-19 immune abnormalities and stimulates the anti-SARS-CoV-2 immune response [J] . JCI insight, 2021, 6(24): 1-13.

[51] QIAN W, YE Y, ZUO L, et al. Immune checkpoint inhibitors use and effects on prognosis of COVID-19 infection: a systematic review and meta-analysis [J] . Immunotherapy, 2021, 13(15): 1271-1282.

［52］GUO M, LIU J, MIAO R, et al. A Single Center Retrospective Study of the Impact of COVID-19 Infection on Immune-related Adverse Events in Cancer Patients Receiving Immune Checkpoint Inhibitors［J］. J Immunother, 2022, 45(9): 389-395.

［53］LAZARUS G, BUDIMAN R A, RINALDI I. Does immune checkpoint inhibitor increase the risks of poor outcomes in COVID-19-infected cancer patients? A systematic review and meta-analysis［J］. Cancer Immunol Immunother, 2022, 71(2): 373-386.

［54］PARK R, LEE S A, KIM S Y, et al. Association of active oncologic treatment and risk of death in cancer patients with COVID-19: a systematic review and meta-analysis of patient data［J］. Acta Oncol, 2021, 60(1): 13-19.

［55］GARASSINO M C, WHISENANT J G, HUANG L C, et al. COVID-19 in patients with thoracic malignancies(TERAVOLT): first results of an international, registry-based, cohort study［J］. Lancet Oncol, 2020, 21(7): 914-922.

［56］KLEBANOV N, PAHALYANTS V, MURPHY W S, et al. Risk of COVID-19 in Patients with Cancer Receiving Immune Checkpoint Inhibitors［J］. Oncologist, 2021, 26(5): e898-e901.

［57］SUD A, TORR B, JONES M E, et al. Effect of delays in the 2-week-wait cancer referral pathway during the COVID-19 pandemic on cancer survival in the UK: a modelling study

［J］. Lancet Oncol, 2020, 21(8): 1035-1044.

［58］LALA M, LI T R, DE ALWIS D P, et al. A six-weekly dosing schedule for pembrolizumab in patients with cancer based on evaluation using modelling and simulation［J］. Eur J Cancer, 2020, 131: 68-75.

［59］STROHBEHN G W, HOLLEMAN R, BURNS J, et al. Adoption of Extended-Interval Dosing of Single-Agent Pembrolizumab and Comparative Effectiveness vs Standard Dosing in Time-to-Treatment Discontinuation［J］. JAMA Oncol, 2022, 8(11): 1663-1667.

［60］ROWE M, EASTLAKE L, NORRIS T, et al. A Multicentre Retrospective Analysis of Toxicity in 6-weekly Versus 3-weekly Pembrolizumab［J］. J Immunother, 2021, 44(4): 175-178.

［61］LONG G V, TYKODI S S, SCHNEIDER J G, et al. Assessment of nivolumab exposure and clinical safety of 480 mg every 4 weeks flat-dosing schedule in patients with cancer［J］. Ann Oncol, 2018, 29(11): 2208-2213.

［62］BAVEREL P G, DUBOIS V F S, JIN C Y, et al. Population Pharmacokinetics of Durvalumab in Cancer Patients and Association With Longitudinal Biomarkers of Disease Status［J］. Clin Pharmacol Ther, 2018, 103(4): 631-642.

［63］NAIDOO J, WANG X, WOO K M, et al. Pneumonitis in Patients Treated With Anti-Programmed Death-1/Programmed Death Ligand 1 Therapy［J］. J Clin Oncol,

2017, 35(7): 709-717.

[64] GUAN W J, NI Z Y, HU Y, et al. Clinical Characteristics of Coronavirus Disease 2019 in China [J]. N Engl J Med, 2020, 382(18): 1708-1720.

[65] 中国抗癌协会肿瘤麻醉与镇痛专业委员会. 中国肿瘤患者围术期疼痛管理专家共识(2020版) [J]. 中国肿瘤临床, 2020, 47(14): 703-710.

[66] 《中国血栓性疾病防治指南》专家委员会. 中国血栓性疾病防治指南 [J]. 中华医学杂志, 2018, 98(36): 2861-2888.

[67] SCHULMAN S, SHOLZBERG M, SPYROPOULOS A C, et al. ISTH guidelines for antithrombotic treatment in COVID-19 [J]. J Thromb Haemost, 2022, 20(10): 2214-2225.

[68] BARNES G D, BURNETT A, ALLEN A, et al. Thromboembolic prevention and anticoagulant therapy during the COVID-19 pandemic: updated clinical guidance from the anticoagulation forum [J]. J Thromb Thrombolysis, 2022, 54(2): 197-210.

[69] CUKER A, TSENG E K, NIEUWLAAT R, et al. American Society of Hematology living guidelines on the use of anticoagulation for thromboprophylaxis in patients with COVID-19: January 2022 update on the use of therapeutic-intensity anticoagulation in acutely ill patients [J]. Blood Adv, 2022, 6(17): 4915-4923.

[70] 国家卫生健康委办公厅, 国家中医药局综合司. 新型冠状病毒感染诊疗方案(试行第十版) [S/OL]. (2023-

01-05). http://www.gov.cn/zhengce/zhengceku/2023-01/06/5735343/files/5844ce04246b431dbd322d8ba10afb48.pdf.

[71] 中华医学会肠内肠外营养学分会专家组. 关于新型冠状病毒肺炎患者的医学营养治疗专家建议［J］. 中华普通外科学文献(电子版), 2020, 14(1): 1.

[72] 中华医学会肠外肠内营养学分会. 成人围手术期营养支持指南［J］. 中华外科杂志, 2016, 54(9): 641-657.

[73] 于恺英, 石汉平. 《关于新型冠状病毒肺炎患者的医学营养治疗专家建议》解读［J］. 中华医学杂志, 2020, 100(10): 724-728.

[74] 伍俊妍, 曾英彤, 魏理, 等. 外科药学［M］. 北京: 中国医药科技出版社, 2021: 553-566.

[75] 国家卫生健康委办公厅. 质子泵抑制剂临床应用指导原则(2020年版)［S/OL］. (2020-12-03). http://www. nhc. gov. cn.

[76] 国家药品监督管理局. 西咪替丁药品说明书［Z］.

[77] 国家药品监督管理局. 雷尼替丁药品说明书［Z］.

[78] 国家药品监督管理局. 法莫替丁药品说明书［Z］.

[79] GAN T J, BELANI K G, BERGESE S, et al. Fourth Consensus Guidelines for the Management of Postoperative Nausea and Vomiting［J］. Anesth Analg, 2020, 131(2): 411-448.

[80] National Comprehensive Cancer Network. NCCN Clinical Practice Guidelines in Oncology: Antiemesis (Version 2.2022)［S/OL］.［2022-03-23］. https://www.nccn.org.

[81] 新型冠状病毒肺炎期间精神科临床管理指南(三): 氯氮

平、锂剂及苯二氮䓬类药物的使用［EB/OL］. (2020-11-10). https://news.medlive.cn/psy/info-progress/show-173810_60.html.

［82］World Health Organization. Therapeutics and COVID-19 Living Guideline［S/OL］. (2022-07-14). https://www.who.int/publications/i/item/WHO-2019-nCoV-therapeutics-2022.4.

［83］NIH. COVID-19 Treatment Guidelines［S/OL］. https://www.covid19treatmentguidelines.nih.gov/.

［84］日本厚生劳动省. 新型冠状病毒肺炎治疗手册［S］. 8.1版. 东京: 日本厚生劳动省, 2022.

［85］国家药品监督管理局. 奈玛特韦片/利托那韦片药品说明书［Z］.

［86］美国食品药品监督管理局. 奈玛特韦片/利托那韦片药品说明书［Z］.

［87］国家药品监督管理局. 阿兹夫定片药品说明书［Z］.

［88］国家药品监督管理局. 莫诺拉韦胶囊药品说明书［Z］.

［89］国家药品监督管理局. 安巴韦单抗注射液药品说明书［Z］.

［90］国家药品监督管理局. 罗米司韦单抗注射液药品说明书［Z］.

［91］美国食品药品监督管理局. 瑞德西韦注射剂药品说明书［Z］.

［92］广东省药学会. 新型冠状病毒肺炎抗病毒治疗临床药学指引(更新版)［S］. 广州: 广东省药学会, 2022.

［93］HIREMATH S, MCGUINTY M, ARGYROPOULOS C, et al. Prescribing Nirmatrelvir/Ritonavir for COVID-19 in Advanced CKD［J］. Clin J Am Soc Nephrol, 2022, 17(8): 1247-1250.

［94］中华医学会呼吸病学分会，中国医师协会呼吸医师分会危重症医学专家组．奥密克戎变异株所致重症新型冠状病毒感染临床救治专家推荐意见［J］．中华结核和呼吸杂志，2023，46(2)：101-110.

［95］Nirmatrelvir and Ritonavir［EB/OL］．［2023-01-07］．https://medlineplus.gov/druginfo/meds/a622005.html.

［96］VAN DE VEERDONK F L, GIAMARELLOS-BOURBOULIS E, PICKKERS P, et al. A guide to immunotherapy for COVID-19［J］. Nat Med, 2022, 28(1): 39-50.

［97］RECOVERY Collaborative Group. Dexamethasone in Hospitalized Patients with Covid-19［J］. N Engl J Med, 2021, 384(8): 693-704.

［98］张建红，朱立勤，刘子艳，等．托珠单抗在新型冠状病毒治疗中的临床药学指引［J］．中国医院药学杂志，2020，40(10)：1077-1080.

［99］BROWN M J, ALAZAWI W, KANONI S. Interleukin-6 Receptor Antagonists in Critically Ill Patients with Covid-19［J］. N Engl J Med, 2021, 385(12): 1-3.

［100］ESMAEILZADEH A, ROSTAMI S, YEGANEH P M, et al. Recent advances in antibody-based immunotherapy strategies for COVID-19［J］. J Cell Biochem, 2021, 122(10): 1389-1412.

［101］李红鹏，张柳，李庆云．COVID-19免疫相关发病机制与免疫治疗研究进展［J］．中国临床药理学与治疗学，2020，25(11)：1288-1294.

［102］张建锋, 孟泽松, 王贵英. 新型冠状病毒肺炎疫情下的肿瘤免疫治疗的研究进展［J］. 中国肿瘤生物治疗杂志, 2021, 28(9): 942-946.

［103］ZHAI Z, LI C, CHEN Y, et al. Prevention and Treatment of Venous Thromboembolism Associated with Coronavirus Disease 2019 Infection: A Consensus Statement before Guidelines［J］. Thromb Haemost, 2020, 120(6): 937-948.

［104］LECUMBERRI R, MARCOS-JUBILAR M, GUILLÉN C. Thromboprophylaxis in Patients With Cancer and COVID-19［J］. Arch Bronconeumol, 2022, 58(11): 744-745.

［105］FARGE D, FRERE C, CONNORS J M, et al. 2022 international clinical practice guidelines for the treatment and prophylaxis of venous thromboembolism in patients with cancer, including patients with COVID-19［J］. Lancet Oncol, 2022, 23(7): e334-e347.

［106］中华医学会呼吸病学分会肺栓塞与肺血管病学组, 中国医师协会呼吸医师分会肺栓塞与肺血管病工作委员会, 全国肺栓塞与肺血管病防治协作组, 等. 新型冠状病毒肺炎相关静脉血栓栓塞症防治建议(试行)［J］. 中华医学杂志, 2020, 100(11): 808-813.

［107］中国临床肿瘤学会肿瘤与血栓专家委员会. 肿瘤相关静脉血栓栓塞症预防与治疗指南(2019版)［J］. 中国肿瘤临床, 2019, 46(13): 653-660.

［108］ABRAHAM S, NOHRIA A, NEILAN T G, et al.

Cardiovascular Drug Interactions With Nirmatrelvir/Ritonavir in Patients With COVID-19: JACC Review Topic of the Week [J]. J Am Coll Cardiol, 2022, 80(20): 1912-1924.

[109] 广东省药学会. 新型冠状病毒肺炎抗病毒治疗临床药学指引[J]. 今日药学, 2022, 32(8): 561-572.

[110] National Comprehensive Cancer Network. NCCN Clinical Practice Guidelines in Oncology: Cancer-Associated Venous Thromboembolic Disease(Version 1.2022) [EB/OL]. https://www.nccn.org/guidelines/guidelines-detail?category=3&id=1423.NCCN.

[111] TOMASELLI G F, MAHAFFEY K W, CUKER A, et al. 2017 ACC Expert Consensus Decision Pathway on Management of Bleeding in Patients on Oral Anticoagulants: A Report of the American College of Cardiology Task Force on Expert Consensus Decision Pathways [J]. J Am Coll Cardiol, 2017, 70(24): 3042-3067.

[112] 王乔宇, 武明芬, 柳鑫, 等. 2021中国静脉血栓栓塞症防治抗凝药物的选用与药学监护指南[J]. 中国临床药理学杂志, 2021, 37(21): 2999-3016.

[113] 国务院应对新型冠状病毒肺炎疫情联防联控机制综合组. 新冠病毒感染者居家治疗指南[S/OL]. (2022-12-07). http://www.gov.cn/xinwen/2022-12/08/content_5730664.htm.

[114] 北京市卫生健康委员会. 新冠病毒感染者用药目录(第

一版)［EB/OL］. (2022-12-12). http://wjw.beijing.gov.cn/xwzx_20031/wnxw/202212/t20221212_2877983.html.

［115］北京协和医院新型冠状病毒感染基层诊疗方案建议及适宜技术(第一版［2023.1.3］)［S/OL］.［2023-01-04］. https://www.pumch.cn/detail/29944.html.

［116］杨柳, 杨海琴, 李俊灿, 等. 新型冠状病毒肺炎用药［J］. 世界科学技术: 中医药现代化, 2021, 23(4): 1013-1020.

［117］李妍芃, 张彩娟, 陈静. 新型冠状病毒肺炎防治常用中药用药警戒分析［J］. 现代中医药, 2021, 41(1): 37-41.

［118］王艺霏, 汪顺, 胡大维, 等. 中药汤剂与中成药分别联合西药治疗新型冠状病毒肺炎不良反应发生率的Meta分析对比［J］. 中国疗养医学, 2022, 31(5): 470-475.

［119］李向阳, 沈炳香, 万慧敏, 等. 连花清瘟颗粒联合用药对奥密克戎变异株所致新冠肺炎患者临床疗效的药学评价［J］. 中成药, 2022, 44(11): 3743-3745.

［120］董明艳. 疏风解毒胶囊辅助治疗急性咽炎所致咽喉肿痛的疗效及对免疫功能的影响［J］. 实用中西医结合临床, 2021, 21(22): 61-62.

［121］四川省中医药管理局. 四川省新型冠状病毒肺炎中医药防控技术指南(第十版)［S］. 成都: 四川省中医药管理局, 2022.

［122］重庆市卫生健康委员会. 重庆市新冠肺炎中医药防治推荐方案(试行第四版)［S］. 重庆: 重庆市卫生健康委员会, 2022.

［123］北京市中医管理局. 北京市新型冠状病毒肺炎中医药

防治方案(试行第六版)［S］. 北京: 北京市中医管理局, 2022.

［124］上海市卫生健康委, 上海市中医药管理局. 2022年上海市新型冠状病毒肺炎中医药防治方案(第一版)［S/OL］. (2022-07-29). https://wsjkw.sh.gov.cn/zyygz2/20220729/20942a28ff884ca5a9b208afc99c2cea.html.

［125］广东治疗新冠病毒感染中药协定处方［S/OL］. (2023-01-01). http://szyyj.gd.gov.cn/zwyw/gzdt/content/post_4076225.html.

［126］福建省卫生健康委员会. 福建省中医药防治新型冠状病毒肺炎专家共识(2022年12月普及版)［S/OL］. (2022-12-09). https://wjw.fj.gov.cn/ztzl/gzbufk/fkkp/202212/t20221209_6076122.htm.

［127］张凤, 张甜甜, 涂东珠, 等. 中草药抑制CYP3A4的效应物质研究进展［J］. 遵义医科大学学报, 2021, 44(5): 559-574.

［128］于兆海, 王丽, 董萍, 等. 新型冠状病毒肺炎中药预防代煎剂稳定性研究［J］. 山东中医药大学学报, 2022, 46(4): 533-538.